肿瘤放射性粒子治疗的护理规范

编写委员会　严朝娴　王攀峰　徐瑞彩　魏　莉　李　征

主　　审　王俊杰　张福君

主　　编　严朝娴

副 主 编　王攀峰　徐瑞彩

人民卫生出版社

图书在版编目（CIP）数据

肿瘤放射性粒子治疗的护理规范 / 严朝娴主编 . —
北京：人民卫生出版社，2018

ISBN 978-7-117-26851-6

Ⅰ. ①肿… Ⅱ. ①严… Ⅲ. ①肿瘤 - 放射治疗学 - 规
范 Ⅳ. ①R730.55-65

中国版本图书馆 CIP 数据核字（2018）第 119382 号

人卫智网	www.ipmph.com	医学教育、学术、考试、健康，
		购书智慧智能综合服务平台
人卫官网	www.pmph.com	人卫官方资讯发布平台

肿瘤放射性粒子治疗的护理规范

主　　编：严朝娴
出版发行：人民卫生出版社（中继线 010-59780011）
地　　址：北京市朝阳区潘家园南里 19 号
邮　　编：100021
E - mail：pmph @ pmph.com
购书热线：010-59787592　010-59787584　010-65264830
印　　刷：北京铭成印刷有限公司
经　　销：新华书店
开　　本：787 × 1092　1/16　印张：10
字　　数：158 千字
版　　次：2018 年 10 月第 1 版　2018 年 10 月第 1 版第 1 次印刷
标准书号：ISBN 978-7-117-26851-6
定　　价：32.00 元

打击盗版举报电话：010-59787491　E-mail：WQ @ pmph.com
（凡属印装质量问题请与本社市场营销中心联系退换）

编 者

（按编写顺序排序）

魏　莉　北京大学口腔医院

严朝娴　中山大学附属肿瘤医院

徐瑞彩　山东省立医院东院

苏　涛　青岛大学附属医院

杨肖军　青岛大学附属医院

张红梅　河南省人民医院

赵文利　河南省人民医院

陈英梅　中山大学附属肿瘤医院

吴松波　北京大学第三医院

王攀峰　北京大学第三医院

李　征　山东大学第二医院

王雪静　南京医科大学第一附属医院（江苏省人民医院）

范京红　北京大学第三医院

商琼琼　山东省立医院

高　岚　东南大学附属中大医院

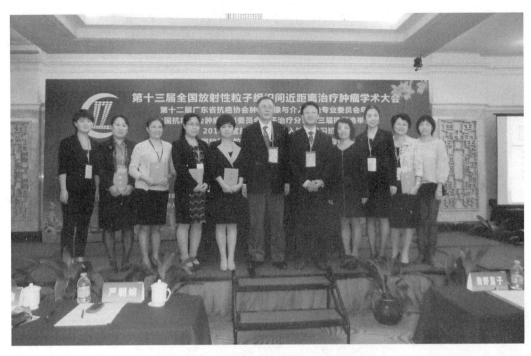

2013 年 11 月中国抗癌协会肿瘤微创治疗专业委员会粒子治疗分会护理学组
第一届委员会成立大会（广州）

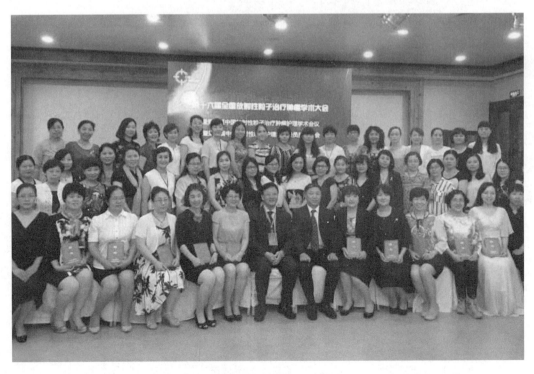

2016 年 7 月中国抗癌协会肿瘤微创治疗专业委员会粒子治疗分会护理学组
第二届委员会换届选举大会（大连）

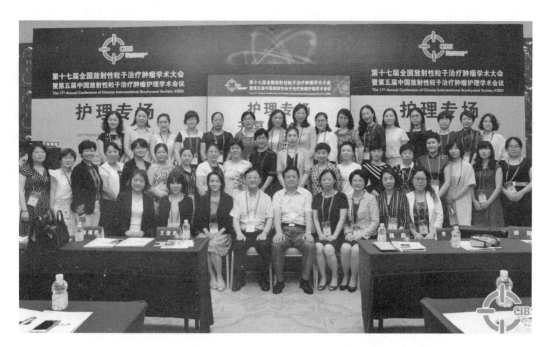

2017年6月第五届中国放射性粒子护理学术会议（广州）

序 一

放射性粒子组织间近距离治疗肿瘤有 100 余年的历史,由于早期放射性粒子治疗肿瘤使用的是高能核素,如钴 -60、镭 -226 等,这些核素释放 γ 射线,防护颇难处理。近 20 年来,由于新型、低能核素,如碘 -125、钯 -103 相继研制成功,计算机三维治疗计划系统出现和超声、CT 引导定位系统的发展使放射性粒子治疗肿瘤的技术获得了新的活力。放射性粒子治疗肿瘤具有精度高、创伤小和疗效肯定等优势,临床应用显示了广阔的前景。在美国,早期前列腺癌的放射性粒子治疗已成为标准治疗手段之一,而胰腺癌放射性粒子植入治疗可以与经典根治手术相媲美,同时,在头颈部、肺、脊柱和盆腔复发肿瘤的治疗中,放射性粒子植入治疗也显示了其独特的优势。

2001 年 11 月北京大学第三医院成功完成国内首例经会阴超声引导放射性粒子治疗前列腺癌。其后相继开展超声引导放射性粒子治疗头颈部转移癌、舌癌、局部晚期胰腺癌,以及肝癌等。2002 年 CT 引导放射性粒子治疗头颈部癌、肺癌、骨转移癌、软组织肿瘤和复发直肠癌等的开展,开启了我国放射性粒子植入治疗的全新时代。2012 年北京大学口腔医院张建国教授率先完成 3D 打印模板引导技术用于儿童软组织肿瘤治疗和腮腺癌放射性粒子治疗领域,取得领先世界的研究成果。东南大学附属中大医院滕皋军教授、郭金和教授在食管癌放射性碘 -125 粒子支架研究结果发表在世界顶级杂志《柳叶刀》上,彰显了中国学者的聪明才智。2016 年张福君教授带领中国粒子植入治疗专家团队参加 ABS 主办的世界近距离治疗大会,使中国粒子治疗进入国际舞台。

本书是关于我国放射性粒子近距离治疗肿瘤护理方面的专著,由多名国内著名护理专家牵头撰写,列举了我国各医疗单位在粒子治疗肿瘤护理方面的经验,详细地论述了各系统粒子治疗护理的技术要点、科学防护的规范,彰显了中国粒子治疗领域护理工作的特色和亮点,切合国情,具有广泛的普及和推广性,一定会对我国开展粒子治疗护理工作产生更大的影响和帮助。2013年11月,于广州全国放射性粒子大会期间成立了放射性粒子护理专业学组,4年来放疗界护理姐妹在魏莉、严朝娴主委的带领下,取得卓有成效的工作成果,组织举办护理方面学术讲座4届,传播科学、合理和规范的放射防护理念,为中国放射性粒子治疗事业发展作出了不可磨灭贡献。

愿此书出版助推中国粒子治疗事业更上一层楼!

王俊杰
2018年3月

序　二

经过十余年的发展,放射性碘–125粒子植入技术在恶性肿瘤的多学科治疗中地位和作用日益凸显。在国内粒子治疗领域专家的努力下,我们不仅将放射性碘–125粒子植入治疗适应证扩展至头颈部、肺部、胰腺、肝和软组织肉瘤等实体恶性肿瘤,而且还发明了3D打印模板、放射性碘–125粒子链、放射性碘–125粒子支架等世界领先的技术。

虽然我国放射性碘–125粒子植入治疗技术取得了令世界瞩目的经验和成绩,但是目前我们行业缺乏统一的诊疗规范,这将大大限制了放射性碘–125粒子植入治疗技术的普及。为了使我国放射性碘–125粒子植入治疗技术与国际接轨,国内的专家已经着手制定放射性碘–125粒子植入治疗规范。其中在放射性碘–125粒子植入治疗的护理领域,中国抗癌协会粒子治疗分会护理学组主任委员严朝娴护士长牵头,组织我国护理领域的专家,将各系统肿瘤的放射性–125粒子围术期护理经验进行认真梳理,总结经验教训,凝练出这本《肿瘤放射性粒子治疗的护理规范》。

作为本书的主审,看到它的出版,我深感欣慰。因为在临床工作中,护士们对放射性碘–125粒子护理工作存在恐惧心理,容易产生误解,造成过度防护,增加职业暴露的风险。这本《肿瘤放射性粒子治疗的护理规范》教材能够扩展我们对放射性碘–125粒子护理的理论知识,并解决护理工作中的常见问题,提高职业防护能力,对护理团队的稳定和放射性碘–125粒子护理专业水平的提升存在深远意义,所以我真诚地向大家推荐这本书,希望各位同道阅读这本书后将放射性碘–125粒子护理诊疗规范落实到临床实践中。

最后,我代表中国抗癌协会粒子治疗分会向每一位为我国放射性碘–125

粒子植入治疗事业发展付出汗水的医护人员致以诚挚的敬意。让我们共同见证中国特色的放射性碘 –125 粒子植入治疗事业的蓬勃发展。

张福君

中山大学肿瘤防治中心　教授

中国抗癌协会肿瘤微创治疗专业委员会　候任主任委员

中国抗癌协会粒子治疗分会　主任委员

2018 年 3 月

前　言

　　放射性粒子组织间近距离治疗肿瘤已有 100 余年的历史,具有精确度高、创伤小和疗效肯定等优势。在国内,CT 引导下放射性粒子植入治疗开展也将近 20 年了,随着技术的成熟发展,目前已走向规范化、精准化治疗。近几年来,3D 打印模板技术在粒子治疗中的临床应用也取得了举世瞩目的成就。在王俊杰教授、张福君教授的带领下,我们的粒子植入技术已经走出了国门,与该领域的国外专家进行了深入探讨和交流,得到了国内外同行的肯定和认可。

　　中国抗癌协会肿瘤微创治疗专业委员会粒子分会护理学组于 2013 年 11 月成立,标志着粒子护理正朝着系统化、规范化、专业化发展。应广大粒子护理人员的工作需求,《肿瘤放射性粒子治疗的护理规范》经过两年的筹划编写,终于与大家见面了。

　　放射性粒子植入治疗肿瘤技术进入我国已有 17 年历史,有关治疗技术方面的书籍也很多,但关于肿瘤放射性粒子植入护理规范方面的书籍却寥寥可数。为了全国粒子治疗护理人员有一本真正属于自己的参考书,也为了满足专科护士培训的需要,使广大护理工作者的粒子治疗护理工作有一个规范标准。我们以放射性粒子护理学组的名义,组织了全国十余位粒子治疗护理专家编写了《肿瘤放射性粒子治疗的护理规范》,为今后我国粒子治疗护理事业的健康发展起到积极的推动作用。

　　本书共分为十六章,全文约 100 千字,含 80 余幅图片,涵盖了大部分实体肿瘤粒子植入护理,包括:头颈、脑部、肺部、脊柱、肝脏、胰腺、前列腺、结直肠、宫颈等肿瘤,根据治疗的术前、术中、术后的护理配合与观察为框架进行编写,还包括 3D 模板打印、粒子支架植入、手术室管理、术中体位固定、粒子辐射防护等内容。此书实用性强,对临床护理工作有实际的指导意义,能为从事粒子护理工作的兄弟姐妹们提供借鉴和帮助。

　　本书凝聚着编者们的智慧和心血,书中的护理经验来源于临床实际工作,编者们大多是临床护士和护士长，日常工作非常繁忙，为完成本书的编写经常加班加点，日夜辛劳，把工作中的点滴经验化为一个个字符，每一章、每一节都付出了艰辛的汗水。但由于我们缺乏写作经验，很多护理心得和护理经验都无法——呈现，写作的措辞和表达上难免也有疏漏之处，某些章节也过于简单。希望广大的读者们能及时给我们提出宝贵意见，我们会不断收集意见，不断修正完善，为我们的粒子治疗护理事业逐步走向系统化、规范化、专业化而共同努力。

在此，衷心感谢给予本书大力帮助和指导的王俊杰教授、张福君教授，感谢在百忙之中抽出时间参与编写的姐妹们，同时感谢出版社的同仁们为本书的出版作出的巨大努力！

严朝娴

2018 年 3 月

目　录

第一章

放射性粒子植入治疗护理总论

第一节　概　　述

恶性肿瘤是世界范围内危害人类健康的重要疾病之一,而放射治疗是恶性肿瘤综合治疗的重要手段。放射治疗包括两种:外照射和近距离治疗。外照射对患者正常组织的损伤较为严重,可导致严重并发症。放射性粒子植入治疗属于近距离放疗范畴。近距离放疗包括组织间插值和腔内治疗两种。

放射性粒子治疗肿瘤是通过影像引导技术将具有放射性的颗粒源直接植入肿瘤体内,通过放射性核素持续释放射线对肿瘤细胞进行杀伤。该技术具有快速、便捷、微创、局部剂量高和周围组织损伤小的优点,是一种理想的治疗方式。放射性粒子组织间近距离治疗是多学科交叉和延伸的学科,需要外科、放疗、超声、影像介入和核医学科共同合作开展的临床工作。目前临床常用的放射性粒子为 ^{125}I 和 ^{103}Pd,分别代表着低剂量率和中剂量率照射。本规范主要涉及 ^{125}I 粒子治疗,该治疗已广泛用于前列腺癌、肺癌、胰腺癌、头颈癌、肝癌、直肠癌、椎体转移癌等的治疗。

粒子植入前首先通过影像学方法确定靶区,在 TPS 治疗计划系统上制订治疗计划,然后通过模板、B 超、CT 等引导下进行粒子植入。粒子植入后必须进行术后验证和质量评估,包括两项内容:①拍摄靶区正、侧位 X 线片,确认植入的粒子数目;②依据 CT 的影像学资料,用 TPS 计算靶区及相邻正常组织的剂量分布,同时评价效果,必要时补充治疗。

一、适应证

1. 多种原发性恶性肿瘤,如前列腺癌、乳腺癌、肺癌、胰腺癌、肝癌、胆管癌、胃癌、肠癌、甲状腺癌、舌癌及头颈和颅内肿瘤等,尤其适用于无法用其他方法治疗、已经广泛转移而又不能手术或暂不能手术者。

2. 肿瘤范围广泛而入侵周围组织,不能完全切除者。

3. 局部或区域性癌的延伸扩散部分,特别是侵入重要组织难以手术切除者。

4. 经外照射治疗,因剂量或耐受等原因仍残留局部病灶者。

5. 孤立的转移或复发癌灶。

二、禁忌证

1. 侵犯大血管或靠近大血管并有感染的肿瘤。

2. 处于溃疡性恶化的肿瘤。

3. 质脆、血管丰富而又多源供血的肿瘤及某些肉瘤。

4. 发生广泛转移或蛛网膜下腔种植及伴有颅内高压的颅脑肿瘤。

5. 估计不能存活至疗效出现的患者。

6. 恶病质,不能耐受粒子治疗者。

7. 空腔脏器慎用。

8. 淋巴引流区不作预防性植入。

9. 严重糖尿病者。

第二节　术前护理

一、心理护理

护士向患者及家属介绍该治疗方法,说明粒子植入术的安全性;详细介绍放射防护知识,减轻患者及家属的精神压力及顾虑,使患者能够积极配合治疗。

二、一般护理

1. 收集临床资料,评估患者健康史、手术史、药物过敏史及身心状况。

2. 术前血、尿、便常规检查。

3. 影像学检查。

4. 注意保暖,防止感冒。

三、患者准备

1. 健康教育　介绍麻醉方式、术后的体位要求、禁食水的时间及目的。

2. 术前胃肠道准备　建议手术前一天晚饭食用清淡、易消化食物;全麻手术患者使用泻药或灌肠,排空直肠。

3. 术前皮肤准备　根据手术需要按医嘱备皮,嘱患者术前一天沐浴、修剪指甲,更换清洁病服。女患者除去口红、指甲油。

4. 根据医嘱做药物过敏试验。

四、用物准备

经高压灭菌后的粒子及粒子穿刺针,戊二醛浸泡后或环氧乙烷熏蒸后的标记点,植入装置 1 套,消毒后的模板;铅衣、铅围脖、铅眼镜、铅手套(要求无菌);放置废弃放射性粒子的容器;放射线检测仪。

第三节　术中护理

一、急救物品与药品准备

心电监护仪;吸痰、吸氧装置;胸腔穿刺用品;消毒物品;急救药品;手术间准备:安排在具有屏蔽放射线的手术间。

二、手术过程

以一例肺癌患者粒子植入治疗为例叙述手术过程:术前应用计划系统,针对患者近期影像资料作好治疗计划,确定 ^{125}I 粒子的数量、分布位置。操作时,先采用多层螺旋 CT 或 CT 对肺部病灶进行定位,以确定最佳穿刺点、进针角度及穿刺深度,术者洗手、穿手术衣、戴无菌手套,常规局部消毒、铺巾、局麻,嘱患者平静呼吸,按设定的穿刺方案操作。在穿刺针穿过胸壁进入肺之前,应采用 CT 扫描确认进针方向、角度和进针深度,然后按预定方案植入放射性 ^{125}I 粒子。术毕应再次行 CT 扫描观察穿刺部位的情况(有无出血、气胸等),穿刺部位用碘伏消毒后以无菌敷料覆盖。植入时为了避免放射性损伤,对于重要脏器如心脏、大血管及食管等,粒子植入间距最好不要 <10mm,以免引起不良反应,因为距离上述器官太近,放射性剂量叠加过大会导致重要脏器放射性损伤,如心肌的损伤导致心律失常。另外,双肺存在转移病灶时,宜先治疗一侧肺,观察 1~2 天,如无气胸情况,再考虑处理对侧肺病灶。

以下将配合图片,简述常规方法给肺癌患者行放射性粒子植入的手术步骤:

1. 患者、医护人员、物品、药品等准备　使用前检查包装是否完整、有效期等,打开穿刺包,准备注射器、方纱、皮肤消毒液、局麻药品、穿刺针等待用(图 1-1)。

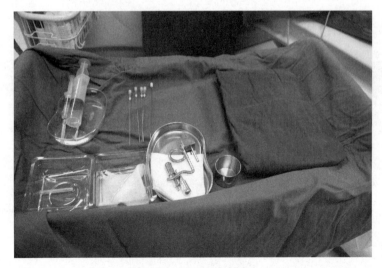

图 1-1　打开穿刺包

2. 体表贴标志线,协助患者进行 CT 扫描(图 1-2)。

3. 使用 CT 机上的激光定位系统及倾角仪,精确定位肿瘤区域及穿刺点。患者植入时的体位对整个粒子植入过程的精确度有重要关系,有时甚至影响到粒子植入的疗效和成败,术前要反复阅读胸部 CT 片,正确选择患者体位及模拟进针通道(图 1-3)。

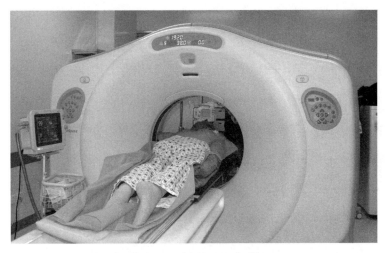

图 1-2 螺旋 CT 扫描

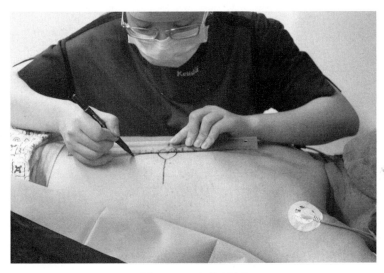

图 1-3 定位标识

4. 常规消毒、铺巾、局部浸润麻醉。铺无菌孔巾,在已定位的标志点处注射局麻药物,进针前告知患者,避免疼痛引起患者过度紧张(图 1-4、图 1-5)。

5. 经皮穿刺进针。穿刺时穿刺针虽经 CT 测量,仍需小心谨慎,由浅入深,且时时与强化的影像相对照,每进针一定的深度,都要再次确认针尖的位置,以免误穿入心脏或误伤大血管(图 1-6~ 图 1-8)。

6. 当所有植入针都到达预定植入位置后,逐根拔出针芯,观察有无回血。如有回血,应退针 1.0cm,10 分钟后再观察有无再回血,如无回血,可植入粒子,否则,应在距其 0.5cm 处另穿刺一针植入粒子。术者连接粒子仓、植入针、植入枪,使用推送杆把粒子送入肿瘤内(图 1-9)。

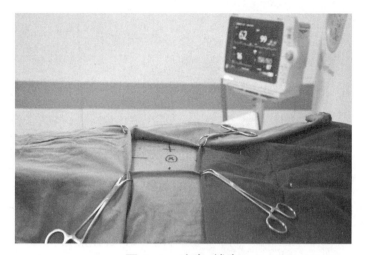

图 1-4 消毒、铺巾

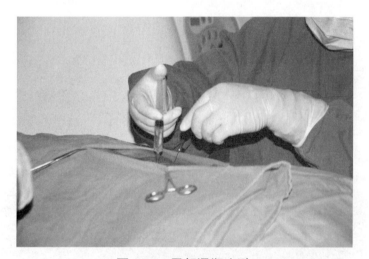

图 1-5 局部浸润麻醉

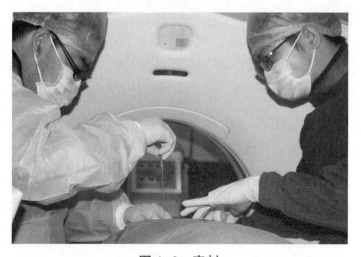

图 1-6 穿刺

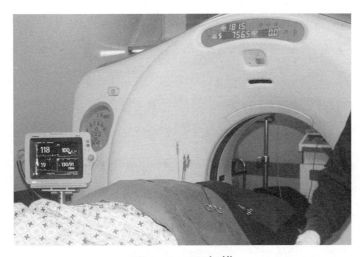

图1-7 CT扫描

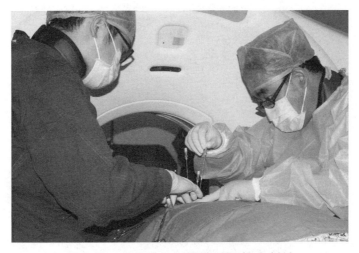

图1-8 根据CT扫描情况调整穿刺针

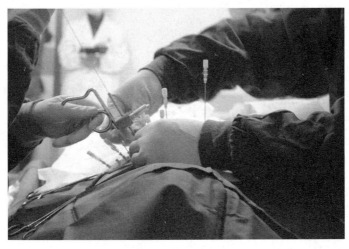

图1-9 粒子植入

7. 粒子植入后预留 1 根植入针退至胸壁,再次扫描,确认无血气胸发生后,才可以结束手术。如出现气胸时,将预留针进入到胸膜腔中,外接负压吸引球,连续抽气。必要时准备胸前闭式引流。粒子放置完毕,给予拔出穿刺针,消毒穿刺部位,用纱布覆盖按压 5~10 分钟后,固定敷料(图 1-10、图 1-11)。

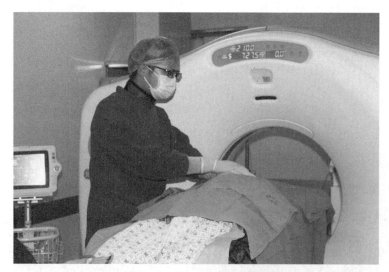

图 1-10 拔针并按压穿刺点

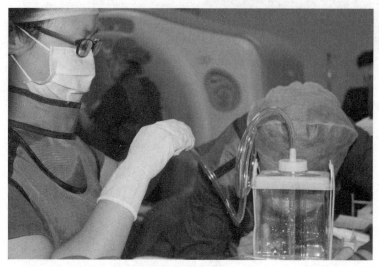

图 1-11 准备负压引流瓶

8. 手术结束,协助患者穿衣、过床(图 1-12)。

9. 使用移动探测仪检测手术台及周围环境有无遗漏粒子,记录剩余粒子数量,严格做好登记和交接,清理物品,做好垃圾分类(图 1-13)。

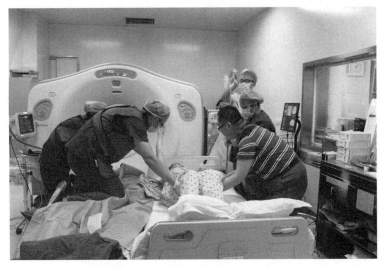

图 1-12　协助患者穿衣、过床

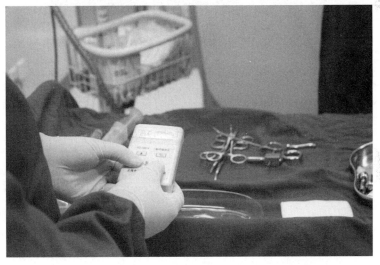

图 1-13　检测手术台及周围环境有无遗漏粒子

三、术中护理配合

1. 对患者进行心理疏导缓解患者的紧张情绪,建立静脉通道。

2. 正确摆放手术体位(详见第十五章)。

3. 严密观察患者呼吸、血压、脉搏、心率等生命体征的变化,确保手术顺利进行。

4. 将插植针与针芯并列码放整齐,根据电脑模拟粒子植入的深度,将插植针标记点标记好备用;尖端朝向患者的相反方向,以便医生拿取。

5. 准备消毒好的模板待用。

6. 护士站在粒子植入部位的对侧,医生将备好的插植针刺入患者体内,用已装好放射性粒子的 Mick 枪将粒子置入插植针内,用针芯将粒子推入患者的病变处,与医生核对粒子植入的数目。

7. 将插植针与针芯同时拔出后压迫止血,用检测仪检验每一只插植针,以防粒子残留在插植针内。

8. 清点台上用物,应用检测仪对操作区、手术器械再次进行检查,确保没有粒子脱出后方能覆盖伤口。

9. 作好粒子植入数目的记录和环境监测。

第四节　术后的观察与护理

一、一般护理

1. 生命体征观察　密切观察生命体征变化,如有异常及时通知医生并对症处理。

2. 伤口观察　对于血管丰富、解剖部位特殊的手术部位,注意观察伤口出血及肿胀情况。

3. 疼痛护理　穿刺部位可有轻微疼痛,一般不需处理;对于疼痛严重者,可根据医嘱给予止痛药物。

4. 发热　主要表现为低热,一般不超过 38.0℃,大多为术后机体吸收肿瘤组织而产生吸收热,应与术后感染导致的发热相鉴别。观察体温的变化,向患者解释发热的原因,消除顾虑。对发热患者鼓励其多饮水,帮助患者及时更换汗湿衣物,避免着凉。对于体温低于 38.5℃ 的患者,一般无需特殊处理;如果患者体温超过 38.5℃,可遵医嘱给予物理降温,必要时予口服解热镇痛药。

5. 粒子脱出　由于手术部位表浅或患者活动不当有可能导致粒子脱出,应告知患者及家属如发现粒子脱出,切忌徒手拿取,应立即通知医护人员用镊子捡起,放在特制铅罐内保存,联系核医学科作妥善处理。

二、专科护理

具体内容详见各专科章节。

三、并发症的观察与护理

放射性粒子治疗相对比较安全,并发症少,但有些术后并发症是不可避免的,不同部位的并发症又各有不同,其发生原因也多种多样。常见的并发症有出血、感染、气胸、血胸、肺栓塞等。

1. 出血 出血是较常见的并发症之一,多见于腹部和颅脑的穿刺,亦可见于胸部穿刺(表现为咯血或血胸)。咯血可能是术中穿刺针将肺内小血管和支气管贯穿连通所致。反复穿刺靶点、穿刺针较粗、操作过程穿刺针不稳、穿刺针尖过于锋利等均可增加出血率。也会表现为针道出血,少量出血可自行停止。出血量较多时,穿刺途径可应用明胶微粒栓塞,并使用止血药,无效时应作手术处理。术后需观察3天,严密观察4小时。加强巡视患者,定期查看患者穿刺点是否渗血,密切观察血压、脉搏的变化。如有出血现象,应明确出血的部位,对症止血,及时处理。咯血时,应使患者头偏向一侧,及时清理口腔内积血,防止窒息,加强口腔护理。注意进行床边交班。

2. 感染 放射性粒子治疗为侵入性的操作,存在潜在的感染可能。介入器械消毒不严、术者没有严格遵守无菌操作规程、手术室闲杂人员较多等因素均有可能增加患者感染的机会。所以术中要严格执行无菌操作规程,术前、术后按医嘱预防性地应用抗生素,同时要注意观察穿刺处有无渗液、红肿、疼痛,定时测量体温。

3. 气胸、血胸 气胸、血胸一般发生在术后48小时内,是胸部粒子植入常见的并发症之一,其发生率与病灶部位、穿刺针型号、穿刺技术熟练程度、胸膜穿刺层数、胸膜穿刺次数、手术时间等因素有关,咯血与穿刺部位有关。

4. 肺栓塞 肺栓塞是放射性粒子植入治疗最严重的并发症之一。肺栓塞的发生主要是放射性粒子植入术后粒子发生移位、迁移至远端细支气管所致。当患者突然出现呼吸困难、胸痛、咳嗽、咯血并伴心率加快、发绀等症状时,应立即嘱患者绝对卧床休息,勿深呼吸,避免剧烈活动,严密观察生命体征,尤其是呼吸,立即通知医生处理,给予低流量吸氧,建立静脉通道,同时备好急救物品和药品。

第五节　出院指导

1. 患者出院后最好与家属分床休息,距离大于 1m。

2. 粒子植入术后 6 个月内尽量不要到人群密集的公共场所。

3. 一旦发现 ^{125}I 粒子脱出,应用长镊子夹起,放置于带盖的玻璃瓶或铅罐内,存放于少人走动的地方,妥善保存,及时与医院取得联系。

4. 复查时间

(1)第一年:治疗后 2 个月、4 个月、6 个月、9 个月、12 个月复查。

(2)第二年:每 3 个月复查。

(3)第三年:每 4 个月复查。

(4)第四、五年:每 6 个月复查。

（魏　莉　严朝娴编写　徐瑞彩供图）

参考文献

1. 王俊杰,修典荣,冉维强. 放射性粒子组织间近距离治疗肿瘤. 第 2 版. 北京:北京大学医学出版社,2004.

2. 王俊杰,张福君. 放射性粒子组织间近距离治疗前列腺癌. 第 2 版. 北京:北京大学医学出版社,2007.

3. 王俊杰. 放射性粒子治疗肿瘤临床应用规范. 北京:北京大学医学出版社,2011.

4. 李秀娥. 实用口腔颌面外科护理技术. 北京:科学出版社,2008.

第二章

放射性粒子治疗头颈部肿瘤的护理

第一节 概 述

口腔颌面部恶性肿瘤以上皮源性组织来源最多,尤其是鳞状上皮细胞癌最为常见,一般占 80% 以上;其次为腺源性上皮癌(黏液表皮样癌、腺癌、腺样囊性癌、导管癌、恶性多形性腺瘤、腺泡细胞癌等)及未分化癌;肉瘤发生于口腔颌面部者较少,主要为纤维肉瘤、骨肉瘤等;多发生于 40~60 岁,男性多于女性。部位以舌、颊、牙龈、腭、上颌窦常见。

目前恶性肿瘤的治疗手段依然是手术、放化疗或联合治疗。但是这几种疗法并非对所有肿瘤都适宜,所以多学科、多手段治疗方案已经确定为恶性肿瘤的治疗准则。口腔颌面部的恶性肿瘤遵循治疗方案个性化原则、综合治疗观点、多科协作观念,以及患者及家属配合理念,以注重首次治疗效果为宗旨。

近年来,放射性 ^{125}I 粒子组织间植入治疗以其局部控制率高、高度适形、微创、副作用小、易于防护等优点治疗口腔颌面部恶性肿瘤取得了较好的临床效果。

一、适应证

目前, ^{125}I 粒子组织间近距离放射治疗在口腔颌面外科领域的应用主要是针对上皮源性恶性肿瘤,包括鳞状细胞癌和腺上皮来源的恶性肿瘤,也可用于肉瘤的治疗。

1. 腮腺恶性肿瘤 结合手术治疗可以明显提高肿瘤的局部控制,并具有面部形态保存好、面神经功能恢复好等优点。

2. 口腔原发癌　^{125}I粒子组织间近距离放射治疗口腔原发癌必须严格按照适应证的选择,选用前必须考虑原发癌的病理特点以及转移因素等。更适合用于因全身疾患、年龄等因素而不宜于手术的患者。

3. 颈部淋巴结转移癌　适用于Ⅰ~Ⅱ区的颈淋巴结转移的综合治疗,而多区转移者应结合外照射放疗。

4. 颅底恶性肿瘤　颅底肿瘤由于位置深、邻近结构复杂而致肿瘤根治困难,手术可严重破坏面部正常解剖结构,甚至毁容。^{125}I粒子组织间近距离放射治疗颅底恶性肿瘤较其他方法具有创伤小、局部控制率高的优势。

二、禁忌证

1. 有明显重要脏器功能不全者。

2. 预计生存期小于3个月者。

3. 有广泛远处转移者。

4. 基本条件很差的肿瘤(溃疡性肿瘤)。

5. 外照射出现严重并发症者。

6. 有严重伴随疾病不能耐受插植手术者。

7. 有出血倾向者。

三、粒子植入质量验证

粒子植入后须进行植入质量评估,利用CT和X线平片融合技术,找出CT扫描图上的粒子,得到肿瘤内剂量分布,进行疗效评价。

第二节　术　前　护　理

一、心理护理

1. 评估患者的心理状况,有针对性地实施心理护理,建立相互依赖的护患关系,给予患者持续的情感支持,开展系统的健康教育。

2. 采用通俗易懂的语言向患者及家属介绍粒子植入治疗的特点,术后如何防护,可能出现的并发症及注意事项,使其能够正确认识疾病及治疗方法,了解良好的心态和稳定的情绪有利于手术的成功及术后的康复,以取得患者及家属的理解与配合,并通过家属的心理支持,减轻患者的顾虑,增加治疗的信心。

二、一般护理

1. 饮食指导 手术前一天晚上食用清淡易消化食物,术前 6 小时禁食水。在禁食期间需注意患者有无低血糖等异常现象,必要时补充液体。

2. 检验 完善血、尿、便、胸片、心电图、CT 等常规检查,必要时检查肺功能及心脏彩超,如有异常及时与主管医生沟通,避免延误治疗。

3. 备皮

(1)男性患者须剔除胡须。

(2)腮腺区手术:术侧腮腺耳屏前,耳上后发际上 3~5cm。

4. 身体状况评估

(1)评估患者全身情况:生命体征、心肺功能、肝肾功能、血型、X 线片等。询问患者家族史、既往史、药物过敏史等。

(2)营养状况评估:对于口腔颌面部恶性肿瘤患者,由于疾病造成食欲减退、进食困难、咀嚼困难、吞咽困难、食物摄入不足,以及放化疗的不良反应等,造成营养状况低下,因此需要进行评估给予营养支持。

三、专科护理

1. 保持口腔清洁,必要时遵医嘱术前洁治。

2. 口内手术患者在术前一天和晨起刷牙后用漱口液含漱 1~3 分钟。

3. 面神经功能检查。

4. 根据手术部位准备防辐射铅垫。

5. 指导患者试戴义齿基托布源器。

四、用物准备

1. 一般用物 切开包、20ml 注射器 1 个、美敷贴、吸引器连接管、无菌手套、消毒液。

2. 特殊用物 治疗计划展示台、铅衣、防护眼镜、防护手套、尺子 2 把、个性化模板、消毒好的粒籽源、粒子枪、插植针、刻度标示、弹夹、划线笔、碘酒棉签、酒精棉签、射线探测仪。

第三节　术中护理

一、患者体位

采取仰卧位,根据肿瘤的具体位置充分暴露手术部位。

二、治疗过程

根据患者 CT 影像资料,利用计算机三维计划系统(TPS)将影像资料导入,勾画近距离放疗的治疗靶区,确定并计算出肿瘤所需照射的处方剂量及所用粒子的数目,完成 ^{125}I 粒子植入计划设计。术中通过 CT 引导、导航系统引导、个性化模板以及义齿基托布源器完成术中放射性粒子的精确植入。

三、术中护理配合

1. 术中用安全带约束患者,防止坠床。

2. 协助麻醉医生固定气管导管,避免在治疗过程中脱管造成麻醉意外。

3. 患者肩下垫肩枕,使手术视野充分暴露便于医生操作。

4. 患者眼睛贴医用手术贴膜,防止术中误伤。

5. 粒籽源消毒　"弹夹"交医师,装好粒籽源后消毒灭菌。

6. 定位　按照治疗计划书定点(划线笔、尺子)、碘酒棉签固定。

7. 常规消毒　碘伏消毒后,铺设 4 块双层治疗巾。

8. 植入针　将刻度标示按医师要求放置相应刻度上,递给医师,医师按照计划书及术前定点放置植入针。

9. 照相　无菌尺子放于指定位置照相留底。

10. 粒子植入　用植入枪将粒子送入植入针内,配合术者进行粒子植入。

11. 拔除粒子植入针　用探测仪探测拔除的粒子植入针内是否有残余粒子。

12. 处理创口　术毕清洁创口,贴美敷贴。

第四节　术后的观察与护理

一、一般护理

1. 观察生命体征的变化。

2. 疼痛护理　评估患者疼痛程度,遵医嘱给予止疼药并观察用药后效果。

3. 伤口的护理　观察伤口渗血、肿胀情况;尤其是对于口底、咽旁、舌根部植入的患者,要严密观察伤口的肿胀、渗血情况,保持呼吸道通畅;必要时进行呼吸监测,床旁备气管切开包等抢救装置。

4. 皮肤护理　粒子植入后,应用温水和柔软的毛巾轻轻沾洗术区的皮肤,避免用力;腮腺区手术的患者宜穿棉质、低领上衣,避免摩擦术区皮肤。

5. 饮食护理　口外植入的患者第 1 天进软食,舌部、口底植入的患者术后 1~2 天进流食,第 3 天开始可进普食。佩戴义齿基托布源器的患者不能咬食硬物,避免损坏布源器,饭后取下布源器清洗,保持布源器和口腔的清洁。

二、专科护理

1. 环境安全检测　患者出院后要对该患者的病室、床单位、卫生间进行电离辐射安全检测,保证环境安全。

2. 粒子脱落护理

(1)鼻腔、上颌区粒子植入的患者不能用力打喷嚏或擤鼻涕。

(2)如有粒子脱落,立即通知医护人员,不要自行处理。

(3)加强粒子植入患者的晨晚间护理,观察患者的床单位是否有脱出的粒子。

(4)对保洁人员进行宣教,如发现疑似粒子,不要盲目清理,应及时通知医护人员,避免流入社会造成环境污染。

3. 术后辐射防护　具体内容详见第十六章。

头颈部肿瘤粒子植入术后患者防护主要采取距离防护和时间防护,由于此部位不规则,屏蔽防护时需要根据患者的治疗部位定制铅垫(图 2-1、图 2-2)。

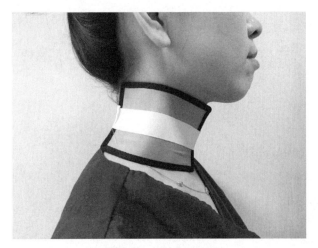

图 2-1　咽旁防护

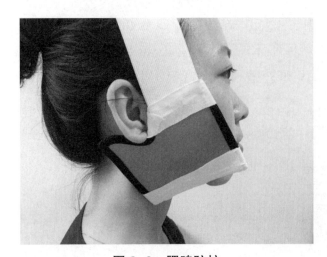

图 2-2　腮腺防护

三、并发症的观察与护理

（一）并发症

　　肺栓塞是粒子植入术后最严重的并发症之一,故术后应密切观察患者的呼吸。若患者突然出现呼吸困难、胸痛、咳嗽、咯血,伴心率加快、发绀等症状,应立即报告医师处理,并嘱患者绝对卧床休息,勿深呼吸,避免剧烈咳嗽或用力活动。

（二）近期不良反应

　　1. 肿胀、血肿　给予冷敷。

　　2. 疼痛　对症、镇痛。

（三）远期不良反应

1. 皮肤色素沉着、黏膜溃疡　对症处理,也可自愈。

2. 疼痛　对症、镇痛。

第五节　出　院　指　导

1. 加强身体锻炼,提高身体素质。

2. 注意保护粒子植入区域,避免皮肤破损或粒子脱出。

3. 放射防护　铅垫需佩戴 2 个月,居家后尽量不与孕妇和儿童近距离接触。

4. 粒子脱落　患者居家后发现有粒子脱落时,不可徒手捡起,可使用长镊子夹起,放置于带盖的铅制器皿中,存放于隐蔽的位置,立即与主管医生联系或报告相关主管部门处理。

5. 复查时间

（1）第一年:治疗后 2 个月、4 个月、6 个月、9 个月、12 个月复查。

（2）第二年:每 3 个月复查。

（3）第三年:每 4 个月复查。

（4）第四、五年:每 6 个月复查。

（魏　莉编写　严朝娴修改）

∽ 参 考 文 献 ∽

1. 王俊杰,唐劲天,黎功. 放射性粒子近距离治疗肿瘤. 北京:北京医科大学.

2. 魏景华,张俊连,郭胜爱. 放射性粒子植入治疗前列腺癌患者的观察及护理.

3. 段宝凤,车美华,罗开元. [125]I 粒子组织间放射治疗恶性肿瘤病人的心理护理研究. 国际护理学杂志, 2007, 26（1）: 67-68.

4. 王汇, 李强, 沙亚丽. CT 引导下经皮穿刺植入 [125]I 粒子治疗肺癌的护理. 解放军护理杂志, 2011, 28（2A）.

5. 吴兴华. 放射性粒子种植治疗恶性肿瘤的围手术期护理. 现代临床护理, 2008, 7（3）: 23. 25.

6. 段宝凤, 罗开元, 赵娟娟. 直肠癌 [125]I 粒子植入患者出院后健康状况调查. 国际护理学杂志, 2008, 27（4）: 401-402.

7. 段宝凤, 刘娟娟, 胡珊, 等. [125]I 粒子植入直肠癌手术患者出院后生活质量调查. 中华护理杂志, 2008, 43（1）: 82-83.

8. J Zhang, JG Zhang, TL Song, et al. [125]I seed implant brachytherapy-assisted surgery with preservation of the facial nerve for treatment of malignant parotid gland tumors. Int J Oral Maxillo fac. Surg, 2008, 37: 515-520.

9. 中华口腔医学会口腔颌面外科专业委员会肿瘤学组. 口腔颌面部恶性肿瘤治疗指南. 中华实用口腔科杂志, 2012, 3（7）: 395-403.

10. 刘树铭, 张建国, 黄明伟, 等. 个体化模板辅助颅底区永久性放射性粒子组织间近距离治疗的可行性研究. 中华放射医学与防护杂志, 2013, 33（1）: 42-45.

11. 康晓伟, 高春燕, 熊国丽. CT 引导下 [125]I 放射性粒子植入治疗腮腺恶性肿瘤的手术护理. 护士进修杂志, 2010, 25（3）: 228-229.

第三章

放射性粒子治疗脑部肿瘤的护理

第一节 概　　述

颅内肿瘤按其来源主要分为原发性和继发性两大类,原发性肿瘤发生于脑组织、脑膜、脑神经、垂体、血管及残余胚胎组织,年发病率为 7.8~12.5/10 万人。继发性肿瘤是指身体其他部位恶性肿瘤转移或者直接侵入颅内,年发病率为 2.1/10 万人 ~11.1/10 万人。如果仅仅从治疗的角度,可分为良性肿瘤、交界性(变形性)肿瘤、恶性肿瘤。颅内肿瘤,尤其是交界性(变形性)肿瘤、恶性肿瘤、转移性肿瘤,是临床治疗的难点,虽然不断涌现出新的治疗技术和手段,但是,只有部分患者的局部控制率和生存期得到改善。颅内肿瘤患者具有生存时间短、生存质量低等特点。

^{125}I 放射性粒子植入治疗颅内恶性肿瘤的疗效已得到肯定,其治疗弥补了常规外科手术、化学治疗、外放射治疗的不足。放射性粒子植入术操作简便、创伤小、肿瘤局部控制率高、并发症发生率低,可有效提高患者的生存率和生活质量。

一、适应证

1. 无手术切除指征且未予治疗的、较小的大脑深部肿瘤,直径≤5cm。

2. 无法耐受或拒绝外科手术的原发交界性(变形性)肿瘤(1~2 级)的初始治疗。

3. 无法耐受或拒绝外科手术的原发恶性肿瘤(3~4 级)的初始治疗。

4. 恶性肿瘤治疗后(术后或放射化学治疗后)复发或残存病灶。

5. 单发或少发脑转移瘤。

6. 不主张手术完全切除后的预防性植入。但对于手术未完全切除的情况可补充植入粒子治疗,同样应遵循 TPS 计划。

二、禁忌证

1. 严重出血倾向。

2. 全身衰竭或 KPS 评分小于 60 分。

3. 肿瘤弥漫或数量超过 3 个。

4. 肿瘤最大直径大于 6cm 或体积大于 120ml。

5. 存在显著脑水肿或脑疝患者。

6. 有广泛室管膜下或脑膜转移。

7. 肿瘤累及脑干或基底神经节结构。

术后可能出现的并发症包括:颅内压增高、肿瘤坏死引起严重脑水肿、脑疝、颅内出血(包括硬膜外血肿、硬膜下血肿、脑内血肿、针道出血等)、脑动脉闭塞、癫痫发作、神经功能损害加重、头皮血肿、头皮裂伤、脑脊液外渗等。

在临床工作中,护士应了解 ^{125}I 放射性粒子植入治疗的适应证和禁忌证,掌握该手术的基本原理和护理常规,通过细致的术前准备、术中配合、有效的心理护理和健康指导、严密细致的病情观察,以及规范的放射防护,预防并发症的发生,减轻患者的痛苦,保证患者的安全。

第二节　术前护理

一、心理护理

临床实践证明,心理护理在肿瘤临床中非常重要。如果患者能够保持一种乐观、积极向上的心态,往往能使治疗取得很好的效果。护士要了解肿瘤患者的心理特征,能够判断患者处于心理反应的哪个阶段:否认期、愤怒期、协议期、抑郁期、接受期,然后给予相应的心理护理措施。及时发现患者有无角色紊乱、退化和依赖、焦虑、抑郁、预感性悲哀等心理问题,及时给予相应的心理护理。

世界范围内,放射性粒子植入术治疗肿瘤有 100 余年的历史。而我国从 1998 年底才开展此项技术,只有短短的十几年历史,导致绝大多数患者及家属对此项治疗技术很陌生。同时也因疾病的复发及高额费用负担而产生疑虑、焦虑、恐惧不安的心理。针对患者及家属存在的心理问题,护士应及时做好心理护理:①解释放射性粒子植入术的优越性:创伤小;可将辐射能集中于肿瘤及毗邻的肿瘤细胞,可连续局部照射,对周围健康脑组织损害小,很少产生全身和局部的辐射反应;②让患者及家属了解治疗的效果,介绍手术成功的病例,消除其恐惧心理,增强其安全感、信任感和治疗信心;③寻求支持系统,尤其是患者亲友的情感支持和精神支持。

另外,还有少部分患者不知晓自己的病情,家属也有意隐瞒患者。护理人员在日常宣教过程中措辞得当,避免给患者造成大的心理冲击,引发意外事件发生。

二、一般护理

1. 饮食指导　对于一般患者,护士应指导进食高蛋白、高维生素的清淡易消化食物。对于伴有糖尿病的患者,指导进食糖尿病饮食。术前禁饮食 4~8 小时。

2. 检验指导　患者入院后遵医嘱行必要的相关检验,以了解患者身体状况是否能够耐受手术治疗。护士要指导患者夜间 22:00 以后禁饮食。次日晨抽取空腹血并及时送检。

3. 备皮　根据肿瘤部位、穿刺部位的不同,进行相应部位的皮肤准备。除经额入路者,均应剃净头发并清洁头皮。经额入路的患者需剪短局部头发或用发夹固定头发。同时,护士应注意观察局部皮肤有无破损及炎症,及时通知医师处理。

4. 身体状况评估　术前应测量评估患者生命体征、压疮发生风险(压疮 Braden Scale 量表)、跌倒发生风险(Morse 跌倒危险因素评估量表)、日常生活能力(日常生活能力评分量表)及营养状况(营养筛查评估单)。根据评估分数给予相应的预防、护理措施。

三、专科护理

1. 病情观察　注意观察患者意识状态、瞳孔直径及对光反射、四肢肌力及感觉、有无头痛、呕吐等颅内压增高的症状。发现异常及时通知医师处理。

2. 用药观察与护理　常规应用20%甘露醇脱水降颅内压。为了保证疗效,必须按时、快速滴入,护士应注意观察药物滴注速度,确保30分钟内滴入250ml或15分钟内滴入125ml;20%甘露醇属刺激性药物,护士应加强巡视,注意观察穿刺局部有无红肿疼痛等刺激症状,作好静脉炎的预防和护理。术前30分钟遵医嘱应用镇静剂、镇痛剂。

3. 体位训练　术前指导患者进行相应的体位训练,以保证患者在术中能配合足够的时间。

4. 作好放射防护宣教　^{125}I放射性粒子是一种低能量核素,主要发射γ射线,半衰期为59.6天,组织穿透距离约为1.7cm,具有能量低、半衰期较长、穿透距离短、易防护的特点。但当患者体内的放射性粒子达到一定剂量后,通过其体表释放的γ射线会对周围密切接触人员产生电离作用而导致机体损伤,因此,必须高度重视放射性粒子植入治疗后辐射损伤与安全防护问题。医护人员应在时间、距离、屏蔽放射防护的三原则指导下,做好患者与其他患者、医护人员及家属之间的辐射防护,从而避免医源性的辐射损伤。术前,护士应做好放射防护宣教工作,让患者或家属初步掌握防护知识,自觉应用防护用品。

四、用物准备

患者着干净的病员服;手术当天早晨更换床单位的床单、被套、枕套;床旁备氧气、心电监护仪、牙垫或缠有纱布的压舌板;备0.25毫米铅当量(mmPb)的铅帽。

第三节　术　中　护　理

一、麻醉方式

局麻或者静脉复合麻醉。

二、物品准备

无菌手术器械包、无菌手术敷料包、无菌放射性粒子及粒子装载设备、无菌粒子植入针、无菌颅骨钻及钻头、真空垫、铅衣、铅手套、心电监护仪器、抢救药品及物品等。

三、术中配合与护理

1. 护士、技师与手术医师共同核对患者身份信息,核对无误后,根据手术部位不同,患者取平卧位、侧卧位或俯卧位,置头圈以固定头部,头部略高于心脏水平,以减轻静脉压及瘤内动脉压(图3-1)。

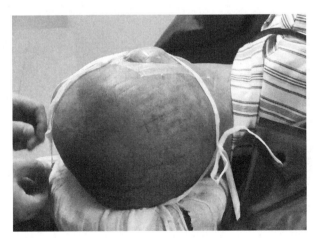

图3-1　体位固定

2. 做好患者心理护理,减轻患者紧张焦虑心理。

3. 保持呼吸道畅通并给予氧气吸入。

4. 保持静脉输液畅通,记录所用药物的时间及用量。

5. 接心电监护仪,密切监测生命体征,随时注意血压、脉搏、呼吸及血氧饱和度变化。

6. 检查、核对药物(局麻药、镇静剂、镇痛剂、止血药等),无误后遵医嘱用药。

7. 检查手术器材及物品的包装完整性、灭菌标识及日期,确保无菌且在有效期内。打开无菌包,配合医师消毒、铺无菌巾。

8. 手术过程中,严密观察患者反应及生命体征,做好护理记录。

9. 协助医师清点、记录植入粒子数,使用污染仪做好环境监测,避免遗漏粒子于外部环境。清点、整理手术器材并记录。

10. 手术结束护送患者返回病房,与病房护士做好交接。

第四节　术后的观察与护理

一、一般护理

1. 术后体位　嘱患者卧床休息,床头抬高30°,以利于降低颅内压,减轻头部充血及局部水肿。4~6小时后无不适可在家属陪伴下下床活动,避免剧烈活动。

2. 术后饮食　术后禁饮食4~6小时。4~6小时后无恶性呕吐症状可进食清淡易消化饮食,多食含粗纤维的水果、蔬菜,多饮水,防止便秘。

3. 监测生命体征　按时监测患者血压、脉搏、呼吸、体温变化。接心电监护仪动态监测血压、脉搏、呼吸及血氧饱和度,必要时氧气吸入。

4. 术区皮肤护理　术后应严密观察患者穿刺处皮肤情况,观察有无渗血及脑脊液漏。并定时更换弹力帽的固定位置,防止长时间压迫导致的皮肤破损。发现问题及时通知医师给予相应地处理(图3-2)。

5. 发热　^{125}I粒子植入后,由于粒子发挥作用导致肿瘤组织坏死,对坏死肿瘤组织的重吸收反应导致患者术后出现发热,体温一般在37.5~38.5℃,持续一周左右,要告诉患者这是正常反应。术后鼓励患者多饮水,严密观察体温变化,体温低于38.5℃者可给予物理降温,体温超过38.5℃者遵医嘱给予药物降温,必要时行补液治疗,并注意加强基础护理,及时擦干汗液,更换被服及内衣,以防感冒。

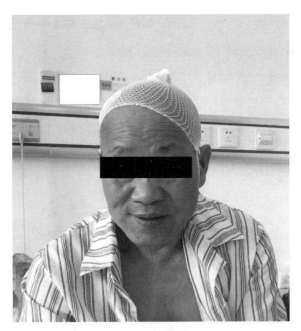

图 3-2 弹力帽

6. **基础护理** 护士协助患者做好饮食、清洁护理;保持大小便通畅;对于神经功能损害的患者,协助翻身,做好皮肤护理,避免压疮发生。

二、专科护理

1. **病情观察** 术后患者返回病房,卧床休息。护士应按时巡视病房。术后 72 小时内应密切观察患者的意识、瞳孔、肢体活动和感觉的变化。观察有无头痛、呕吐、意识障碍加重等颅内压增高及颅内出血症状,如出现意识障碍加重、呼吸变慢、呼吸不规则、频繁呕吐、烦躁不安,以及瞳孔的改变等,及时报告医生并对症处理。同时注意观察穿刺处敷料情况,如有渗血、渗液等,及时通知医师更换敷料,预防感染发生。

2. **术后药物应用的护理** 术后 3~5 天是脑水肿高峰期。常规给予脱水剂、神经营养剂及补充电解质等营养支持治疗。护士应合理安排输液顺序,控制输液速度,加强巡视,以达到预期的治疗效果。20% 甘露醇静脉滴注的注意事项同术前。

3. **术后放射防护与宣教** 嘱患者戴铅帽或在患者粒子植入部位的体表覆盖 0.25mmPb 防辐射的铅橡胶布,均能起到屏蔽射线的作用。术后护士在为患者进行护理操作时,可穿戴 0.25mmPb 铅衣与铅围脖,并且尽可能将操作集中进行,操作时动作要轻快,尽量缩短接触时间。家属最好与患者保持 1m 以上的距离。而且尽量缩短与患者近距离接触的时间。谢绝儿童、哺乳女性、孕妇到病房探视。粒子植入术后患者应避免到其他病房,以免影响他人。术后若不穿防护衣,则请尽量不要到人群密集的场所,或与人保持 1m 以上的距离;避免与儿童、哺乳女性、孕妇及育龄女性近距离接触,更不要抱小孩(图 3-3)。

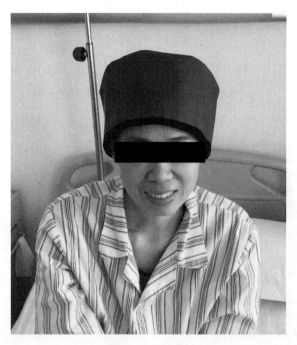

图 3-3　铅帽

三、并发症的观察与护理

患者术后可能出现的并发症包括:感染、颅内压增高、肿瘤坏死引起严重脑水肿、脑疝、颅内出血(包括硬膜外血肿、硬膜下血肿、脑内血肿、针道出血等)、脑动脉闭塞、癫痫发作、神经功能损害加重、头皮血肿、头皮裂伤、脑脊液漏等。护士应注意观察有无并发症发生,并做好预防及护理。

1. 感染　放射性粒子植入术为侵入性的操作,存在着潜在的感染风险。所以除术中要严格执行无菌操作规程外,术后护士应注意观察患者有无感染情况发生,定时观察穿刺处有无渗液、红肿、疼痛,定时测量体温,必要时遵医嘱应用抗生素。

2. 颅内压增高　护士应观察患者有无头痛、呕吐、意识障碍加重等颅内压增高症状,如出现意识障碍加重、血压增高、呼吸变慢、呼吸不规则、频繁呕吐、烦躁不安,以及瞳孔的改变等,及时报告医师并对症处理。遵医嘱按时、有效使用脱水剂。呕吐患者头偏一侧,避免误吸导致窒息。对于烦躁的患者,使用床挡,避免发生坠床,必要时给予适当地约束。

3. 癫痫发作或抽搐发作　少部分患者术后可出现癫痫发作或抽搐症状。癫痫患者有发作前驱症状时应立即平卧,避免摔伤;切勿用力按压患者肢体,以防骨折或脱臼;应及时使用牙垫或缠绕纱布的压舌板,防止舌咬伤;抽搐停止后,将头偏向一侧,并让患者充分休息。遵医嘱及时应用镇静剂或抗癫痫药物治疗。

4. 神经功能损害　个别患者术后可出现神经功能损害症状,如肢体肌力降低、出现偏瘫、失语等神经功能障碍,应及早进行康复治疗,早期应定时翻身,进行患肢被动活动,3 次 / 天,30 分 / 次,避免肌肉萎缩及关节僵硬,增加血液循环,避免深静脉血栓形成。遵医嘱应用神经营养药物,并观察神经功能恢复情况。

5. 放射性脑水肿和脑坏死　放射性脑水肿和脑坏死是远期可能出现的并发症。有资料表明,^{125}I 粒子能引起血 - 脑脊液屏障功能障碍,其通透性增高可持续 1 年,这可能是导致放射性脑水肿的原因之一。放射性 ^{125}I 粒子的有效辐射距离为 1.7cm,所以随着距离的延长,γ 射线迅速衰减,对周围正常组织的辐射逐步减弱,出现放射性脑坏死的几率较低。出院后,若患者出现剧烈头痛、恶心呕吐,或出现神经功能损害症状,应立即复诊,遵医嘱积极对症处理。

第五节　出院指导

1. 保持良好心态　对于恶性肿瘤患者,由于长期受到疾病折磨和治疗带来的痛苦,往往身心俱疲、情绪低落,护士应对患者多加关心、鼓励,使患者保持良好心态,增强战胜疾病的信心。

2. 饮食指导　指导患者进食高蛋白、高维生素、易消化的清淡饮食,鼓励患者尽量进食,可少量多餐,保证营养。

3. 注意休息,适量运动,以不感到疲劳为度。对于伴有神经功能损害的患者,指导加强主动或被动的功能锻炼,促进神经功能恢复,避免并发症发生。

4. 遵医嘱定期复查　术后1个月和每间隔2个月复查1次,以了解粒子分布情况及肿瘤变化情况。患者如出现头痛、呕吐、肢体功能障碍等异常,需及时返院就诊。

5. 放射防护指导　应指导患者或家属继续做好患者与其他人之间的辐射防护,从而避免医源性的辐射损伤(详见第十六章)。

(苏　涛　杨肖军编写　徐瑞彩校对)

参 考 文 献

1. J Kuratsu, Y Ushio. Epidemiological study of primary intracranial tumors in elderly people. Journal of Neurology-Neurosurgery and Psychiatry, 1997, 63: 116-118.

2. 王俊杰,张福君. 肿瘤放射性粒子治疗规范. 北京:人民卫生出版社, 2016, 43.

3. 刘新峰. 脑血管病介入治疗学. 北京:人民卫生出版社, 2006, 174.

4. 毛燕君. 介入治疗护理学. 北京:人民军医出版社, 2007, 125.

5. 曾小奇. ^{125}I 放射性粒子治疗头颈部恶性肿瘤的手术配合. 护理研究, 2011, 25(1B): 148-149.

6. 李洪均. 放射性粒子植入治疗恶性肿瘤. 医学综述, 2007, 13(05): 361-363.

7. 戴克楠,邹博,陈金华. CT 引导下放射性碘 -125 粒子植入及辐射防护. 临床医学工程, 2009, 16(10): 20-21.

8. 贺树卿. CT 导引下放射性(125)I 粒子植入治疗恶性肿瘤的护理. 中外医学研究, 2013, (05): 106-107.

9. JahnKe K, Kraemer DF, Knight KR, et al. Intraarterial chemotherapy and osmotic blood-brain barrier disruption for patients with embryonal and germ cell tumors of the central nervous system. Cancer, 2008, 112: 581-588.

第四章

放射性粒子治疗肺部肿瘤的护理

第一节 概 述

肺癌的恶性程度较高,预后差,病理类型十分复杂,而且肺癌患者发病年龄大多在 60 岁以上,80% 为非小细胞肺癌,高龄患者基础疾病多,往往治疗非常棘手。对于局限性非小细胞肺癌,首选和最有效的治疗方法仍是外科手术,但由于肺癌临床症状隐匿,早期诊断率较低,多数患者确诊时已属晚期,或肿瘤浸润包绕重要组织结构,无法进行彻底的手术切除或切除后仍有残存病灶,容易造成肺癌的复发。

^{125}I 植入治疗肺癌是近年来综合治疗肺癌的方法之一,植入的粒子持续释放低能量 γ 射线,破坏肿瘤细胞 DNA 双链结构而不损伤正常组织,从而达到治疗的目的。该方法具有局部剂量高、照射持续时间长、对周围组织创伤小、并发症少等优势,特别适用于不适合手术治疗的中晚期肺癌患者。

一、适应证

1. 未经治疗的原发肿瘤、转移性肿瘤或孤立性转移灶。

2. 失去手术机会者。

3. 肿瘤浸润重要脏器无法完全切除者。

4. 患者肺功能储备差,所需切除的组织超出了患者的耐受范围。

5. 肿瘤直径 <5cm。

6. 体外放疗效果不佳或失败的病例,或因基础疾病不能耐受或不愿手术者。

二、禁忌证

1. 有麻醉禁忌者。
2. 病灶范围广泛。
3. 恶病质、全身多器官衰竭。
4. 肿瘤部位有活动性出血、坏死或溃疡。
5. 严重糖尿病。

第二节　术 前 护 理

一、心理护理

由于接受治疗的患者大多都已是肺癌中晚期,求生欲望非常强烈,心理状态表现为恐惧、焦虑、紧张,有的患者表现为心事重重、萎靡不振、急躁粗暴等,这些都可能影响手术的效果,故术前应充分做好患者的思想工作,消除患者的顾虑,取得患者的配合。护理人员要有高度的责任心和同情心,从患者的角度出发,时时为患者着想。术前护士应主动找患者谈心,了解患者的病情、心理状况,针对患者的情况做好心理护理。同时向患者及家属耐心讲解粒子治疗的过程和方法、术中配合、术后可能会发生的并发症及处理方法等,讲解手术的安全性和优越性,帮助患者树立信心,但也需因人而异做好保护性医疗。对某些仍有顾虑的患者,可介绍成功病例,减轻患者及其家属的精神压力,打消疑虑。心理护理应贯穿治疗的整个过程,使患者以积极的心态接受治疗。

二、一般护理

1. 饮食指导　指导患者进食高蛋白、高热量、高维生素、清淡宜消化饮食,如牛奶、瘦肉、鱼、鸡汤、蛋羹、菜粥、新鲜水果和蔬菜等。经常变换口味以增进食欲,可少食多餐,饭前及饭后用软毛牙刷刷牙或漱口,保持口腔卫生,避免因口腔异味而影响食欲。必要时可遵医嘱给与提高患者机体抵抗力的药物,为手术做好准备。

2. 常规护理　术前应向患者介绍治疗的基本过程、可能出现的并发症、手术中的注意事项,以及术后防护方法等。术前准备:检查血常规、出凝血时间、肝肾功能、血糖、心电图,询问有无药物过敏史,做抗生素皮试,按部位备皮。术前30分钟遵医嘱给予镇静药或止痛药,以利于术中配合。测量生命体征。对于血压偏高者,应及时控制处理。

三、专科护理

1. **呼吸训练**　虽然 CT 引导下瘤体内放射性 ^{125}I 粒子植入是一种微创的治疗方法,安全可靠、患者的创伤小,但是仍然可能会发生一些并发症。为了避免并发症的发生,应在术前训练患者的呼吸,指导患者行平静呼吸下屏气训练,让患者每次的呼吸幅度尽量一致,避免因呼吸活动度的影响造成进针方向与预设方向不一致而造成不必要的脏器(如胸膜)损伤。可在术前两天开始对患者训练,每次训练 20~30 分钟,直到患者能熟练掌握动作要领。

2. **适当休息**　肺部肿瘤患者由于肺部病变,肺通气量和时间肺活量减低,未分化细胞癌转移较快,肿大的淋巴压迫肺动脉,致使血流量显著减少。因此,肺功能最突出的变化是氧吸收快和一氧化碳弥散量减低,容易引发患者气急,所以术前要给予足够休息。护士应指导患者卧床休息,减少活动,活动量以病情能耐受,以及轻度活动后不感到气急、憋闷为限。

四、准备用物

防护衣、真空垫、手术穿刺包、粒子植入器、一次性植入针、无菌粒子、胸监护仪、腔闭式引流装置、明胶海绵、常见急救药品、急救物品等。

第三节　术中护理

一、麻醉方式

局麻或者静脉复合麻醉。

二、术中配合与护理

1. 根据病变的部位及治疗需要协助医生固定体位,体位一定要以患者舒适、安全和利于治疗为宜,注意避免血管神经长时间受压。

2. 协助医生消毒手术部位,铺孔巾,协助医生给予局部麻醉,进针前告知患者,避免疼痛引起患者过度紧张。

3. 给予心电监护,常规建立静脉通路以备术中用药,低流量吸氧。手术过程中密切观察患者脉搏、呼吸、血压以及血氧饱和度的变化,出现异常情况及时通知医师,配合相应处理。指导患者在进针和拔针时屏气,以防划破胸膜和肺静脉。

4. 治疗过程中观察患者疼痛情况,必要时遵医嘱给予止痛药物,以免疼痛影响体位固定及治疗的准确。

5. 动作应轻柔、谨慎,保证每一颗粒子都按计划植入肿瘤内,严防粒子丢失和泄露,拔出穿刺针,观察术区无异常后给予消毒,无菌纱布覆盖,如有出血应按压 3~5 分钟,必要时用腹带加压包扎并遵医嘱给予止血药物。

6. 术中详细记录粒子数目,密切注意是否有粒子掉落,对掉落或废弃的粒子应放专用的塑料袋内,将袋放入铅罐内,铅罐外标记核素名称、活度、日期,粒子植入完毕后与手术医生同时清点、记录植入粒子数并进行登记,如有剩余粒子(包括掉落、废弃的粒子)必须进行双人登记并由厂家专人带走。

7. 手术结束后,由专人使用移动探测仪检测手术台及周围有无遗漏粒子,记录剩余粒子数量,严格做好登记和交接,清理物品,做好垃圾分类。

8. 待患者生命体征平稳,观察 30 分钟无并发症后,给患者穿上防护衣,安全护送患者返回病房,并与病房护士做好交接班。

第四节　术后的观察与护理

一、一般护理

1. 卧床休息　患者返回病房后绝对卧床休息 6 小时,减少不必要的活动,12 小时后可以下床适当活动,告知患者术后可有痰中带血,24 小时内避免剧烈活动和咳嗽。

2. 生命体征监测　立即给予心电监护,严密观察患者心率、血压、呼吸频率及节律的变化,注意有无呼吸困难、咯血及缺氧征兆,保持呼吸道通畅。给予持续地流量吸氧,询问患者有无胸闷、憋气、疼痛等,如发现异常,立即报告医生,及时处理。

3. 饮食护理 术后当天给予半流饮食,第 2 天可进食普通饮食。对患者及家属进行饮食指导,根据患者具体情况,指导患者进食易消化、高蛋白、高热量、高维生素饮食。禁食生、冷、硬以及刺激性食物,多饮水,防止便秘。

4. 发热 患者术后发热多为以下两个原因:此项治疗为侵入性操作,存在着潜在的感染;术后因机体吸收肿瘤组织而产生吸收热。所以术中要严格执行无菌操作规程,术后遵医嘱给予抗生素预防感染。要注意观察穿刺处有无渗血、渗液、红肿、疼痛,定时测量体温。嘱患者 24 小时内不能洗澡,擦浴时避开穿刺处。对发热患者,鼓励其多饮水,帮助患者及时更换汗湿衣物,避免着凉。体温低于 38.5℃,一般无需特殊处理。体温超过 38.5℃时,可遵医嘱给予物理降温。

二、专科护理

1. 疼痛 主要表现为胸部疼痛。患者术后一周内因粒子异物刺激及放射线杀伤肿瘤细胞致肿瘤组织坏死而引起不同程度的疼痛,一般不需特殊处理,可自行缓解。如患者感觉疼痛明显,遵医嘱应用镇痛剂后疼痛缓解,护理上应密切观察疼痛的变化,做好疼痛的护理,包括协助舒适的体位、指导患者使用放松技巧,如按摩、缓慢有节奏的呼吸、分散注意力等方法缓解疼痛。并向患者讲解疼痛的原因及缓解时间,消除患者焦虑紧张的情绪。

2. 粒子脱落的观察 粒子脱落易发生在术后 2~7 天,植入术后一周内,需收集 24 小时痰液,稀释并过滤,痰液中一旦发现粒子,应用长柄镊子放入铅罐,记录放入时间,通知医生及厂家收回处理并做好登记。

三、并发症的观察及护理

1. 肺栓塞 肺栓塞是放射性粒子植入术最严重的并发症之一。一般术后 1~2 天粒子可能会脱落,脱落的粒子会随血流进入血管,引起肺栓塞。当患者突然出现呼吸困难、胸痛、咳嗽、咯血并伴心率加快、发绀等症状时,应立即嘱患者绝对卧床休息,勿深呼吸,避免剧烈活动,严密观察生命体征,尤其是呼吸,立即通知医生处理,给予低流量吸氧,建立静脉通道,同时备好急救物品和药品。

2. 气胸、血胸　气胸、血胸一般发生在术后 48 小时内。对于行胸部放射性粒子植入的患者,术后如果出现气胸、血胸的临床症状时,应协助患者取患侧卧位,以利于止血和防止吸入性肺炎或肺不张等,嘱患者勿大笑,避免剧烈咳嗽,应注意观察患者有无咳嗽、咳痰、发热、胸痛、胸闷、气紧和呼吸困难等症状。如果发生少量气胸,肺压缩程度为 10%,可不必处理,嘱患者卧床休息,绝大多数于 1 周内会自行吸收消失。对于肺压缩超过 30% 者,立即给予氧气吸入,护士应协助医生进行胸腔抽气术,必要时实施胸腔闭式引流术,注意观察排气情况,保持引流通畅。对于剧烈咳嗽者,给予镇咳剂,并保持大便通畅。

3. 出血　出血是较常见的并发症,应加强巡视,定期查看穿刺点是否有渗血,密切观察血压、脉搏的变化。如有出血现象,应明确出血的部位,对症止血,及时处理。肺出血的发生率为 10%~20%,一般症状轻微,患者表现为咯血丝痰。咯血时,应让患者头偏向一侧,及时清理口腔内积血,严密观察病情变化,防止窒息,按医嘱使用止血药物。嘱患者卧床休息,加强口腔护理,注意进行床边交班。

4. 放射性肺炎　一般出现于放射治疗后 2~3 周,以胸痛、刺激性干咳为特征,严重者可发生广泛肺纤维化,最后导致呼吸衰竭。虽然植入的粒子强度很低,但直接植入肺组织,正常肺组织仍可能受到损伤而引起炎症反应。应密切观察患者体温及呼吸、咳痰情况,遵医嘱给予糖皮质激素和抗生素预防性治疗,以降低炎症反应程度和防止肺部细菌感染。如高热给予物理降温,保持室内空气畅通,环境清洁;若干咳症明显,给予止咳药,嘱患者多饮水,促进痰液排出。

第五节　出院指导

1. 患者出院后仍需继续做好防护工作(详见第十六章)。

2. 饮食应加强营养;进食优质蛋白质、高维生素饮食,饮食应清淡。

3. 注意休息勿过劳,2 周后可轻度活动;不能进行重体力活动,避免粒子外移;注意保暖,防止感冒、咳嗽,防止增加胸腔压力的活动等。

4. 粒子长期放置,由于局部长期电离辐射,可能会引起血细胞异常,应经常复查血常规,注意局部皮肤或黏膜有无破溃,一旦发现,应立即回院处理。

5. 嘱患者术后1个月、2个月、6个月分别行CT或纤维支气管镜检查了解肿瘤变化情况,防止粒子丢失和移位。而后每3个月随访1次,随访2年,以后每年随访1次,直到5年。

6. 对患者家属进行出院后相关的宣传指导,指导家属在饮食方面、功能锻炼方面的注意事项,教会家属如何观察患者的病情变化。关于患者病情方面,应多给予患者积极正面的有利于治疗的信息,使其给予患者正面的引导,促进患者机体的康复。

(严朝娴编写 徐瑞彩校对)

参 考 文 献

1. 柴树德,郑广钧. 放射性粒子植入治疗胸部肿瘤. 天津:科学技术出版社,2007.

2. 李麟荪,徐阳,林汉英. 介入护理学. 北京:人民卫生出版社,2015.

3. 冯培珍. CT引导下放射性粒子植入术治疗肺癌的护理. 护理与临床. 2015,19(18):2554–2555.

4. 刘芳,官川博. 放射性^{125}I粒子植入治疗肺癌的护理. 中国城乡企业卫生. 2011,12(6):90–92.

5. 李娅,梅现红,李华. ^{125}I粒子植入治疗肺癌23例的护理体会. 重庆医学. 2011,40(26):2703–2704.

6. 王俊杰,张福君. 肿瘤放射性粒子治疗规范. 北京:人民卫生出版社,2016.

7. 陈艳,李春燕. ^{125}I粒子植入治疗肺癌患者的临床护理. 实用临床医药杂志,2016,20(2):47–49.

8. 田峰,马世芳. CT引导下植入放射性粒子治疗晚期肺癌的护理. 护理研究,2011,25(21):1930.

9. 黄湘荣,张福君,焦德超,等. CT 导向下 ^{125}I 粒子植入术治疗肺恶性肿瘤的近期疗效. 当代医学, 2009, 15（11）: 205–207.

10. 黄永翠,高斌,贺克武,等. 螺旋 CT 引导下经皮肺穿刺气胸发生率的分析. 临床放射学杂志, 2010, 36（08）: 1105–1106.

11. 李永标,黄天衡,鲍忠平,等. 经皮穿刺 ^{125}I 粒子组织间植入恶性肿瘤 22 例. 微创医学, 2010, 5（2）: 176–177.

12. 张福君,李传行,吴沛宏,等. ^{125}I 粒子治疗局部晚期肺癌的对比研究. 中华医学杂志, 2007, 87（3）: 272–275.

13. 谢保琴,朱玲. CT 引导下放射性碘 125 粒子植入治疗肺癌的护理. 中国医疗前沿, 2009, 4（9）: 116–117.

14. 胡冬玲. 放射性 ^{125}I 粒子植入治疗肺癌的手术配合和术后并发症的护理. 吉林医学, 2014, 35（30）: 6792–6793.

第五章

放射性粒子治疗脊柱肿瘤的护理

第一节 概　　述

在人体全身肿瘤中,脊柱肿瘤占6%~10%,骨肉瘤、骨样骨瘤、动脉瘤样骨囊肿、转移性骨肿瘤都有可能在脊柱中见到。脊柱肿瘤可引起患者剧烈疼痛,肿瘤侵犯脊髓,部分患者有不同程度的脊髓及神经损伤表现,脊髓和神经根压迫症状及脊柱活动受限。轻微外伤时可发生病理性骨折、截瘫等并发症,所以早期诊断和治疗对于患者的生存质量有很大影响。近年来,多位研究者将 ^{125}I 放射性粒子植入术引入脊柱肿瘤的治疗,并有研究表明在 CT 引导下经皮穿刺植入 ^{125}I 放射性粒子治疗脊柱肿瘤,疼痛缓解满意,临床应用价值较高。

一、适应证

1. 初治患者经骨科评估手术风险大,手术难以根治切除肿瘤且脊柱稳定性差者。

2. 术后复发者。

3. 外放疗后有局部残留病灶者。

4. 原发肿瘤为孤立病灶或寡病灶,患者拒绝外科手术、外放疗者。

5. 身体条件不宜行外科手术切除者。

二、禁忌证

1. 一般情况差或合并严重内科疾病,难以耐受微创手术。

2. 凝血功能差,有出血倾向。

第二节 术 前 护 理

一、心理护理

肿瘤患者本身存在精神负担,常有恐惧、焦虑、抑郁等一系列心理表现,拒绝配合治疗,如并发病理性骨折则加重患者恐惧心理、对医生提出的手术方案不理解、担心手术效果及生命危险等。针对患者的复杂心理,护士要主动、热情关心患者,消除患者的思想顾虑,使其能积极配合治疗。同时向患者详细讲解手术过程及原理,介绍成功病例,让患者充分了解该方法属于微创治疗,具有创伤小、恢复快、效果好等特点,以增加患者信心,对患者手术及术后康复起到积极的作用。

二、一般护理

1. 饮食指导 给予高蛋白、高维生素、高热量、清淡易消化饮食和新鲜水果、蔬菜等,或选择患者喜爱的食物,以增进食欲,提高患者机体抵抗力;对于全身情况较差者,给予支持疗法,积极纠正贫血。对于合并水电解质、酸碱平衡紊乱者,应予以纠正。术前 4~6 小时开始禁食水。

2. 检验 术前完善血常规、凝血功能、肝肾功能、心电图、彩超、CT、MRI等检查。

3. 备皮 术前可对手术部位皮肤用肥皂水进行清洗,避免用力过猛或用澡巾揉搓,以免擦伤皮肤。

4. 身体状况评估 了解病史及各种检查结果,全面掌握患者的全身情况。根据患者所患疾病及拟手术部位,行相应的术前准备,如肺部肿瘤椎体转移患者术前训练屏气,以便穿刺能在平静呼吸下屏气时进行。对咳嗽较剧烈的患者,给与服用镇咳药止咳,症状好转后再行手术。

三、专科护理

1. 体位护理

(1)嘱患者尽量卧床休息,肿瘤局部制动,使用颈托或胸带、腰带保护支具,在肿瘤部位垫枕,维持脊柱生理弯曲,翻身时保护局部,防止脊柱扭转,预防跌倒致病理性骨折而使病情加重。

（2）颈椎患者术中常规取仰卧位,胸、腰、骶椎患者常规取俯卧位。病情允许时,胸、腰、骶椎患者术前3天开始进行俯卧位训练,方法为俯卧并胸下垫枕,双上肢前伸,时间从5分钟开始,逐渐延长至30分钟以上,以适应手术需要,提高手术时的耐受性。

2. 疼痛护理　脊柱肿瘤患者多有严重疼痛,鼓励患者正确表述疼痛反应,指导患者进行放松训练,如进行有节奏的深呼吸。还可与患者多交谈,转移其注意力。注意掌握患者疼痛发生的规律,在疼痛发生前给予镇痛药,达到用药量小、镇痛效果好的目的。告知患者合理使用镇痛药,避免形成药物依赖。

3. 生活护理　协助患者翻身擦背、床上使用便器,满足其生活需要。

四、用物准备

微创介入治疗手术包,13G骨穿刺针,放射性粒子植入计划系统,^{125}I放射粒子,粒子植入枪,18G粒子植入针。备好吸氧装置,心电监护仪,利多卡因、止血药、止痛药物、止吐药等各种抢救器械和药品。

第三节　术　中　护　理

一、患者准备

1. 术前30分钟给予患者止血、止痛药物。

2. 协助患者卧于CT扫描床上,患者常规俯卧于手术台上,并使脊柱保持纵轴位,两侧肩部及髂前上棘处用10cm厚软枕垫高,膝关节屈曲15°~20°,踝部保持自然位,双臂向头部自然弯曲并固定。

3. 对于不能俯卧者,选择斜俯卧位或侧卧位,可在身体一侧垫软枕,协助患者更好地保持体位。

二、术中配合

协助医生行 CT 扫描定位,打开无菌包,配合术者消毒、铺巾、抽取利多卡因;再次检查粒子植入器功能是否完好,协助术者穿刺及行 CT 扫描确定针尖位置,进入预定位置后,协助术者推送释放粒子,术毕拔针后按压穿刺点 3~5 分钟,如无出血,用一次性敷贴粘贴穿刺口。在粒子种植过程中及完成后要用监测仪对整个环境进行监测,看有无粒子遗失,如发现粒子,应使用长柄镊子(决不允许用手操作)放入铅罐内,并记录发现粒子和放入容器的时间,立即报告医生,并将铅罐送核医学科妥善处理。

三、严密监测患者生命体征

建立静脉输液通道,给予心电监护、氧气吸入。当患者不配合或对疼痛不耐受时,可行全身麻醉;治疗过程中,严密观察生命体征变化,如有各种异常情况应及时告知医生,做相应处理,确保手术顺利进行。

四、心理护理

加强患者心理护理,嘱其平静呼吸,以缓解紧张情绪;随时询问患者,了解患者有无咳嗽、胸闷、呼吸困难及神经系统症状,以及患者术区和下肢感觉;手术结束后予平卧位或俯卧位,观察穿刺局部出血、疼痛及双下肢感觉、运动等情况,警惕硬膜囊受压、神经根损伤等并发症,防止继发骨折。

第四节 术后的观察与护理

一、一般护理

1. 病情监测 术后立即给予心电、血氧饱和度监测,监测患者意识情况,出现异常及时通知医生并采取处理措施。3 天内密切观察双下肢末端血运和感觉运动,观察排尿、排便情况并及时记录。

2. 发热 ^{125}I 放射性粒籽源在照射肿瘤后引起肿瘤组织的坏死并被吸收引起患者发热,一般多为低热,属放射性粒子植入的正常反应,护士应做好患者的生活护理,保持床单的清洁干燥,鼓励多饮水,做好口腔护理,如体温超过38.5℃,给予物理降温或遵医嘱给予退热药。

3. 疼痛　粒子植入可导致肿瘤组织坏死,可引起不同程度的疼痛。护理人员应做好疼痛护理,教会患者用自我放松法和注意力转移法来缓解疼痛,尊重患者对疼痛的反应,协助其取舒适体位,并给予安慰和心理护理,减轻患者紧张、恐惧、焦虑心理。对于疼痛评分高者,可遵医嘱给予止痛药。

4. 排便护理　患者术后仍有可能存在排便功能障碍,以便秘者居多。在饮食上应注意增加纤维素含量高的食物,减少高脂肪、高蛋白食物的摄入,但要保证患者每天所必需的热量及蛋白质,同时摄取充足的水分。护理人员要掌握患者的排便时间、习惯,适时提醒患者。必要时服用缓泻药,大便干结时可用开塞露。

二、专科护理

1. 体位护理　根据手术部位确定卧位,术后卧硬板床。颈椎手术患者取平卧位,限制颈部活动,颈部两侧用沙袋固定,保持头部正中位。其余部位的脊柱肿瘤患者,术毕取平卧位或侧卧位,待生命体征平稳后给患者翻身,一般每2小时1次,采取轴向翻身法,即翻身时保持头、颈、脊柱呈一条直线。

2. 加强肢体功能锻炼　患者术后仍存在不同程度的感觉运动障碍。在生命体征平稳后,指导并协助患者进行功能锻炼。有自主活动的肢体时,应尽量做一些肢体活动,由健侧带动患侧运动;下床活动时,专人保护,防止跌倒。根据身体情况逐渐增加活动量。

3. 安全护理　脊椎肿瘤患者有不同程度的脊髓神经根损伤,存在不同程度的肢体活动障碍或感觉异常,对冷、热、触压等感觉迟钝,甚至消失。护理人员应防止发生烫伤、扭伤、冻伤及跌倒。

三、并发症的预防及护理

患者病情稳定后,鼓励患者深呼吸及有效的咳嗽,预防肺部并发症。术后卧床期间,要注意皮肤的清洁、干燥,防止潮湿等不良刺激,保护皮肤;对肢体瘫痪的患者,要定时变换体位,预防压疮。鼓励患者多饮水(每天2000~3000ml),增加尿量,预防泌尿系感染。放射性粒子植入术后的并发症有血管、神经损伤、感染、肺栓塞、放射性水肿压迫神经、粒子的迁移与丢失等。

1. 血管、神经损伤　观察脊髓功能恢复情况,脊柱肿瘤常伴有不同程度的神经功能损害、病理性骨折或截瘫,致感觉、运动、反射及大小便功能不同程度的丧失,术后每天应观察脊髓功能的恢复情况,四肢肌力情况与术前比较,如发现肢体活动度较术前减退,即肌力下降应考虑脊髓出血或水肿,立即报告医师给予及时处理。

2. 感染　感染是粒子植入严重的并发症。^{125}I 粒子植入术为侵入性的操作,存在感染的风险,如患者术后出现连续的高热,需要警惕感染的发生。术前可对手术部位皮肤进行清洁,术中严格执行无菌操作规程,术后注意观察穿刺部位皮肤有无红肿、渗液及体温的变化,做好病房通风换气,加强患者营养、增强机体免疫力。

3. 肺栓塞　肺栓塞是 ^{125}I 粒子植入严重的并发症之一,^{125}I 粒子浮出可进入种植器官附近的较大血管内,随血液流动进入肺动脉或其分支导致肺栓塞。当患者短时间内出现胸痛、咳嗽、发绀、呼吸困难、心率增快等表现,要立即报告医生,嘱患者绝对卧床休息,勿深呼吸,避免剧烈咳嗽或用力活动,给予吸氧,迅速建立静脉通道,并配合相关专业医师进行后续治疗,最大限度进行抢救。

4. 放射性水肿压迫神经　术后地塞米松 5~10mg 静脉注射,连续 3 天以上,护士注意观察患者双下肢的运动、感觉、肌力等情况。一旦发生放射性水肿压迫脊髓,可遵医嘱给予甘露醇注射液 250ml 静脉滴注,进行脱水治疗。

5. 粒子的迁移与丢失　脊柱肿瘤植入 ^{125}I 粒子的部位多为椎体、椎弓及附件,与体外相通的呼吸道、消化道及泌尿道等相隔较远,^{125}I 粒子移位的情况极为罕见。术前及术后做好健康教育,将该现象告知患者及家属,避免产生心理负担。一旦发现 ^{125}I 粒子排出时,应用长镊子夹起,放置于带盖的玻璃瓶内或特制铅罐内,存放于少人走动的地方,与粒子保持一定距离,并报告核医学人员妥善处理。

第五节 出 院 指 导

出院后生活要有规律,加强营养,注意休息,勿过度劳累,适量体育锻炼,增强抵抗力。告知患者半年内避免与小孩和孕妇近距离接触,出院后少去人群聚集场所,术后1个月、2个月、6个月分别行CT复查了解肿瘤变化以及粒子有无移位,防止粒子丢失。每次检查应主动说明粒子植入的时间和部位,以便医院安排合适的床位及采取相应的辐射防护措施,术后12个月如无迹象表明复发或转移,将检查时间延长为每6个月1次,如有异常随诊。

（张红梅　赵文利编写　徐瑞彩校对）

参 考 文 献

1. 柳晨,王俊杰,袁慧书,等. 脊柱软骨肉瘤术后复发CT引导下放射性^{125}I粒子植入的初步观察. 中国骨肿瘤骨病,2011,10:573-576.

2. 郭彩艳. 29例脊柱肿瘤围手术期患者的护理. 河北联合大学学报,2013,15:95-96.

3. 孟菲,段斌武,廖静. 放射性^{125}I粒子植入治疗脊柱转移瘤的护理. 贵州医药,2013,37:191-192.

4. 孟祥惠,张红梅. 经皮椎体成形术联合放射性粒子植入治疗椎体肿瘤的护理. 当代护士,2016,87-89.

5. 张永慧,刘荣超,王翠霞,等. 组织间内照射治疗恶性实体瘤的护理. 全科护理,2016,14:815-817.

6. 赵俊芳,王淑端. 全程护理管理在^{125}I粒子植入术中的应用. 山西医药杂志,2016,45:1713-1715.

第六章

放射性粒子治疗肝癌的护理

第一节　概　　述

全球每年新发肝细胞癌（hepatocellular carcinoma，HCC）约为 62.6 万，其中 55% 在我国。我国每年约 11 万人死于 HCC。虽然早期 HCC 通过肝切除、肝移植能取得满意疗效，但大多数 HCC 患者确诊时已经是中晚期，只有 10%~20% 的患者有根治性手术机会。近 20 年来，随着新型放疗技术和设备不断完善和更新，越来越多的肝细胞癌患者接受了放射治疗。肝细胞癌对放射性的敏感性得到大家的共识。

放射性粒子植入治疗属于组织间近距离放疗范畴，是指通过影像引导技术（超声、CT/MRI）将具有放射性的核素直接植入到肿瘤靶体内，通过放射性核素持续释放放射线对肿瘤细胞进行杀伤，达到治疗肿瘤的目的。其具有局部适形放疗的特点和微创、便利、不良反应少等优点，为肝癌患者的治疗提供了一条新的有效途径。放射性粒子组织间永久植入治疗肿瘤是一种局部区域性治疗，可以与手术、化疗、外照射、中药及免疫治疗等方法相结合，进行综合治疗。肝癌近距离放疗可最大限度地杀灭癌细胞，最小限度地损伤正常组织及功能，减少了组织创伤及并发症，提高了患者的生活质量和生存率。

一、适应证

1. 一般情况好，无严重肝功能损害和肝硬化，无黄疸、腹水，肿瘤局限而且发展缓慢无远处转移的患者。

2. 局部晚期肿瘤无法手术切除者。

3. TACE 治疗后控制不佳或 TACE 后粒子植入治疗的序贯综合治疗者。

4. 肝切除术后近期复发的小癌灶,不适宜或者不愿意接受再次肝切除者。

二、禁忌证

1. 严重肝硬化伴有肝功能损害者。

2. 炎症型肝癌。

3. 恶病质,无法耐受微创手术治疗者。

4. 肿瘤侵犯大血管。

第二节　术 前 护 理

一、心理护理

放射性粒子植入治疗是一项新技术,大多数患者对其不甚了解,既顾虑医生的技术,又担心粒子会伤害到其他器官,从而产生焦虑和恐惧的心理,护理上要针对患者的接受能力进行耐心细致的宣教,使患者了解放射性粒子植入的目的、方法、效果、可能出现的并发症以及注意事项,以消除焦虑和恐惧的心理,并心情放松地配合医生进行治疗。评估患者及家属的心理变化、对疾病的知晓度和对治疗的依从性。

二、一般护理

1. 评估患者的症状、体征以及相关检查结果,术前 1 周内查血常规、出血和凝血时间、肝肾功能、AFP 等。

2. 做好皮肤准备,注意保持皮肤的清洁干燥。

3. 了解患者是否初次接触放射性粒子,对放射防护知识的了解程度。

4. 了解患者的家庭状况及家庭主要成员对患者的关爱程度,亲友、社会的支持状况及患者的经济情况。

三、专科护理

1. 训练患者平静呼吸下吸气末屏气。

2. 术前6小时禁食。

3. 术前30分钟给予止血药和镇静止痛药肌内注射,以降低迷走神经反射,利于手术的顺利进行。

4. 对于需要硬外麻的患者,则按麻醉方式准备。

四、准备用物

备齐各种抢救药品、止血药品、局麻药物、粒子植入穿刺包、碘伏、碘油、明胶海绵、消毒的粒子、装载器及粒子、一次性植入针,粒子需与第二人确认清点,并且两人进行出库登记。

第三节　术　中　护　理

一、术中配合与护理

1. 体位的准备　仰卧、左侧卧位。
2. 用物的准备　^{125}I粒籽源、粒子植入枪、植入针等经高压灭菌后备用。
3. 建立静脉通路。
4. 给予心电监护、吸氧,密切观察患者术中生命体征变化。
5. 粒子植入后协助CT扫描验证粒子数量和位置。
6. 用放射探测仪对手术场地进行探测,以防粒子丢失。
7. 与病房护士做好交接班。

二、术中防护管理

术中医护人员在插植粒子时应穿防护衣。对消毒粒子分装或植入均在无菌条件下进行,不能用手直接接触粒子,应用操作钳操作,切忌钳破粒子发生放射性泄露。一旦意外泄露应封闭现场,隔离人员,受污染人员应做甲状腺碘测定。植入完毕,手术材料及垃圾按放射性废物进行处理。

第四节　术后的观察与护理

一、一般护理

1. 密切观察患者生命体征及腹部体征,并给予持续低流量吸氧,心电和血氧及血压监测,做好详细的护理记录,术后患者绝对卧床休息 6 小时,观察患者有无胸闷、气促、咳嗽、咯血等穿刺损伤其他脏器临床症状,严密观察穿刺局部有无渗血和血肿形成。观察过程中出现生命体征不稳及穿刺部位变化,应及时通知医生积极处理。

2. 术后平卧 6 小时或按麻醉方式进行护理。

3. 疼痛的护理　患者术后肝区穿刺部位均会有不同程度的疼痛,按照疼痛评估法评估患者的疼痛程度。对于轻度疼痛者,注意观察,可以与患者交谈,或者让患者听舒缓音乐、看电视,分散其注意力。对于中度疼痛者,可以应用冰袋止痛或口服非阿片类止痛药。对于重度疼痛患者,可根据医嘱给予阿片类止痛药。

4. 发热护理　发热的原因是粒子的照射使肿瘤组织凝固坏死,机体对这些坏死组织重吸收导致。一般出现在术后 2~3 天,体温为 37.5~38℃。术后应严密观察体温变化,每天测体温 4~6 次,连测 3~4 天。对于体温在 39℃以上者,按医嘱给予物理降温、药物疗法等,指导患者多饮水。术后给予适量的抗生素,预防感染。

二、专科护理

1. 胃肠道反应　由于术中麻醉药物的影响,术后患者经常出现不同程度的胃肠道反应,主要表现为恶心、呕吐。呕吐时,嘱患者深呼吸,头偏向一侧,观察并记录呕吐物的量、性质、颜色,及时清理呕吐物;对于症状轻微者,将柠檬果切片放在患者鼻孔旁,有一定的止吐作用;对于症状较重者,遵医嘱给予盐酸昂丹司琼片、甲氧氯普胺等止呕镇吐药物;同时嘱患者少食多餐,进食清淡易消化、具有高营养、高能量、高维生素、适量高蛋白和低脂肪的食物,如排骨汤、鱼类、瘦肉粥、水果和新鲜蔬菜。

2. 注意观察粒子植入部位的皮肤变化及疼痛情况。

3. 注意观察穿刺点是否有粒子游离出来。如果发现有粒子浮出,可用镊子拾起放入铅罐中,并交放疗医生妥善处理。

三、并发症的观察与护理

1. 出血的预防及护理　肝癌患者均有凝血机制障碍,严密观察穿刺部位敷料包扎情况是否完好、清洁,有无渗血,观察穿刺点下是否有出血和血肿;并严密观察患者的生命体征变化,以防发生肝破裂或瘤体破裂引发的内出血。

2. 肺梗死　是放射性粒子迁移到肺动脉形成。注意观察患者有无胸痛、胸闷、呼吸困难、发绀等现象,一旦异常,立即给予吸氧,报告医生并配合抢救。

3. 肝功能损害　放射性治疗易引起肿瘤周围的肝组织坏死,同时坏死组织的吸收又加重肝脏的负担,故术后患者肝功能均有不同程度损害,以转氨酶的一过性升高为主。必要时术后绝对卧床休息,给予保肝、降酶治疗。

4. 气胸　当肿瘤位于肝顶时,有时会发生气胸。观察患者的呼吸频率、节律以及血氧饱和度的变化,注意是否出现气促、胸闷。对于出现少量气胸者,可不作处理,能自行好转;若出现中等量以上气胸,则需行介入法气胸引流术或胸腔闭式引流术。对于行胸腔闭式引流者,应观察引流液性状与量的变化。引流管拔除后,鼓励患者早期进行肺功能锻炼。

四、放射防护的护理

具体内容详见第十六章。

第五节　出院指导

1. 出院防护　购买防护背心或围裙。粒子植入术后 6 个月内,如果不穿防护衣,则请尽量不要到人群密集的场所,或与人保持 1m 以上的距离;避免与儿童、哺乳女性、孕妇、及育龄女性近距离接触(孕妇及儿童不得与患者同住一个房间)。

2. 康复指导　嘱患者保持良好的心态,面对现实,保持心情畅快,有利于恢复；应戒烟、酒及浓茶，避免劳累，适当锻炼身体，可使用一些增强免疫力的药物增强机体免疫力。

3. 教会患者自我观察　注意有无水肿、体重减轻、出血倾向、黄疸、乏力和疲倦等症状，一旦发现及时就诊。

4. 术后随访　术后一个月复查血细胞、肝功、AFP，并进行增强 CT 或增磁共振的肝脏显像检查，以后每 2~3 个月到医院进行影像学及化验等检查 1 次。观察粒子有无发生移位，甚至进入肝窦随血流进入肺部造成肺栓塞。

5. 对患者家属进行出院后相关的宣传指导　告知家属一些饮食、休息方面需注意的事项，教会家属如何观察患者的病情变化。关于患者病情方面，应多给予患者积极正面的有利于治疗的信息，使其给予患者正面的引导，促进患者机体的康复。

（陈英梅编写　严朝娴修改）

参 考 文 献

1. 吴沛宏, 张福君, 吴志荣, 等. 肝癌微创治疗与多学科综合治疗. 北京：军事医学科学出版社, 2003.

2. 王俊杰. 放射性粒子治疗肿瘤临床应用规范. 北京：北京大学医学出版社, 2011.

3. 王俊杰, 张福君. 肿瘤放射性粒子治疗规范. 北京：人民卫生出版社, 2016.

4. 何晶晶, 陈英梅, 王秀臣. CT 引导下经皮穿刺微波消融联合 [125]I 粒子植入治疗肝癌的术后护理. 现代临床护理杂志, 2012, 11（9）：32-34.

5. 沈莉. I[125] 放射性粒子种植治疗原发性肝癌 26 例的护理. 解放军护理杂志, 2005, 22（11）：73.

6. 徐静, 梅铭惠, 陈谦, 等. 术中组织间植入 [125]I 粒子治疗肝恶性肿瘤. 中华实验外科杂志, 2005, 22（3）：368-369.

7. 张继勉. 放射性粒子组织间永久插植放射治疗的辐射防护研究. 中国

辐射卫生杂志, 2006, 15（4）: 407-408.

8. 张巍. 放射性粒子 [125]I 植入术治疗肝癌的护理. 吉林医学, 2008, 29（2）: 107.

9. 李月, 陈英梅, 王秀臣. 放射性粒子植入治疗恶性肿瘤患者的护理及术后防护. 全科护理, 2010, 8: 1372-1373.

10. 杨磊, 张丽艳. 放射性粒子植入术治疗肝癌的护理. 中国民康医学, 2008, 20（10）: 1040.

第七章

放射性粒子治疗胰腺癌的护理

第一节　概　　述

　　胰腺癌是消化系统常见的恶性肿瘤之一,恶性程度极高,预后极差,2年总生存率低于20%,5年总生存率低于5%。并且中晚期胰腺癌所引起的顽固性疼痛以及带来的消化道和胆道梗阻症状严重影响患者的生存质量。中国是胰腺癌高发区域,国内统计胰腺癌为恶性肿瘤死亡率的第7位。外科根治性切除手术是唯一有可能治愈胰腺癌的治疗方式,但只有5%~20%的患者可以接受根治性切除。无法行根治性切除的患者则只能接受姑息性治疗。放射治疗是胰腺癌姑息性治疗策略之一,对于胰腺癌患者有一定的治疗效果。相关文献报道,对于不能手术切除的胰腺癌患者,行体外放疗能有效提高患者的中位平均存活时间以及一年生存率。但体外放疗受到了皮肤、肌肉、内脏层的衰减影响,不能达到很好的疗效,而且副作用大,影响患者的预后及生活质量。但是体内放疗则不受上述因素的影响,直接将放射粒子(^{125}I粒子)植入肿瘤内能收到优于体外放疗的效果。

　　王俊杰等对13例无法切除的胰腺癌患者进行^{125}I粒子植入治疗,术后患者生存质量改善,近期效果明显。其中1例患者生存期长达18个月,没有任何复发转移征象,2个月CT检查肿瘤全部消失。陆健等报道,^{125}I粒子植入胰腺癌后1个月CT随访,有效率达68.4%,3个月有效率63.2%,这与放射性粒子产生的射线对肿瘤持续作用,经过足够的剂量和足够的半衰期,使肿瘤细胞失去再生能力有关。胰腺肿块的缩小及肿瘤内部的坏死可以减轻肿块对周围组织的压迫,而且^{125}I粒子通过腹腔神经丛的照射灭活,起到缓解疼痛的作用。张长宝等对 33 例疼痛 Ⅱ~Ⅲ 级的胰腺癌患者植入 ^{125}I 粒子后发现疼痛缓解有效率达 60.6%。

放射性 ^{125}I 粒子治疗胰腺癌的植入方式有：经体表 CT 引导下植入 ^{125}I 粒子、经体表超声引导下植入 ^{125}I 粒子、开腹方式超声引导下植入 ^{125}I 粒子以及超声内镜引导下植入 ^{125}I 粒子四种方式。

一、适应证

1. 不能手术切除的，预计生存期大于 3 个月的胰腺癌患者。
2. 胰腺转移灶及局部转移淋巴结。
3. 不愿意接受胰腺癌切除手术的患者。
4. 预计生存期小于 3 个月，为缓解持续性上腹部疼痛可慎重选择粒子治疗。
5. 术中肿瘤残留病灶和（或）瘤床位置。

二、禁忌证

1. 有证据证明肿瘤已经广泛转移。
2. 恶病质，不能接受放射性粒子胰腺癌组织间植入治疗。
3. 对于原发肿瘤最大径大于 6cm 的病例应慎重选择本治疗。

第二节　术　前　护　理

一、心理护理

评估患者的焦虑程度及造成其焦虑恐惧的原因。及时向患者列举同类手术康复的病例，鼓励与同类手术患者间相互访视，同时加强与家属及其社会支持系统的沟通和联系，教会患者减轻焦虑的方法。

二、一般护理

1. 术前常规检查　了解患者的肝肾功能、凝血功能、血常规、生化、免疫、血尿淀粉酶、CEA、CA199 及心肺功能等指标。

2. 肠道准备　术前 2 天口服抗生素进行肠道准备并进食少渣食物；术前 24 小时禁食；手术前晚清洁洗肠并予以生长抑素皮下注射抑制胰酶分泌。

3. 健康教育

（1）呼吸道准备：术前戒烟，并训练做深呼吸、有效咳痰运动。

（2）体位准备：根据手术方式和进针角度进行体位训练。一般为仰卧位。指导患者呼吸训练，以配合术中影像学检查。

（3）饮食护理：禁食期间按医嘱合理安排补液，补充营养物质，纠正水、电解质酸碱失衡，提高机体抵抗力。

（4）术前进行 3D 定位患者，指导其保护体表标志线，务必清晰可见。

三、专科护理

1. 严密观察患者血糖变化，及时调整胰岛素的用量，将血糖控制在稳定水平。

2. 疼痛患者的护理　进行疼痛评估，遵医嘱应用止疼药物。

四、用物准备

器械和用物准备：无菌手术包、粒子植入器械、放射防护用物（铅制防护衣、围领、铅眼镜、铅手套、巡检仪等）、心电监测仪、急救用品。

第三节　术中护理

一、手术配合和病情观察

1. 遵医嘱严密监测生命体征及神志变化，予低流量吸氧。

2. 保证静脉通路通畅。

3. 协助体位摆放和固定。

4. 心理护理　与患者沟通，询问主诉，缓解患者紧张情绪。

二、术中放射防护

所有参与操作的工作人员需穿戴防护用具，佩戴个人剂量监测剂量块，近距离操作者戴铅手套。手术结束后认真检查工作台和地面是否有遗撒的粒子,用放射巡检仪仔细检查工作区、操作台、患者周围及工作环境,并详细记录放射剂量,确定无粒子丢失。

第四节　术后的观察与护理

一、一般护理

1. 术后卧床休息 6~8 小时,严禁剧烈活动。
2. 密切观察生命体征变化。
3. 遵照医嘱应用抗生素治疗。
4. 做好放射防护。

二、专科护理

1. 禁食 72 小时,予静脉营养支持治疗,并予生长抑素抑制胰液分泌。
2. 观察腹痛情况。
3. 监测血糖变化。

三、并发症的观察与护理

1. 胰瘘　穿刺过程中损伤胰管所致。主要观察患者腹部体征,有无腹胀、腹痛、发热,有无腹腔引流增多且多呈浑浊液,以及腹腔淀粉酶增高等症状。发现并证实有胰瘘存在后应采用全静脉营养,遵医嘱使用抑制胰腺分泌药物,多可治愈。穿刺过程中避免损伤主胰管是防止胰瘘的最有效手段。

2. 胃肠道症状　腹胀、恶心、呕吐、食欲减退等胃肠道症状与传统胰腺癌胆道旁路手术相比症状较重,持续时间较长。其原因为:放射性粒子植入区域距胃、十二指肠及胆肠吻合口较近,可引起胃、十二指肠、小肠放射性炎症。使用胃肠动力药物及胃肠道黏膜保护剂治疗,症状可在短期内缓解。

3. 术后腹水　腹水检查排除胰瘘,给予充分营养支持及生长抑素治疗后腹水可逐渐吸收。

4. 感染、出血、乳糜瘘等　临床少见,经对症治疗后一般可自愈。

四、健康教育

1. 饮食 术后进食应遵循流质－半流质－少渣,逐渐恢复至正常饮食。避免甜食、油腻食物,切勿暴饮暴食及饮酒,宜清淡,少食多餐,进高蛋白、高维生素、高热量、易消化食物。

2. 定时监测血糖变化。

3. 放射防护(详见第十六章)。

第五节 出 院 指 导

定期复查,应在术后1个月、2个月、6个月复查,进行胰腺CT检查,并检验血清CA199值变化,以了解治疗效果,明确患者是否有局部肿瘤进展、复发、转移等情况。之后的2年内每3个月复查1次,2年后每6个月复查1次。

(吴松波　王攀峰编写　徐瑞彩校对)

参 考 文 献

1. 卢丽敏. 经体表方式与开腹方式超声引导植入放射性 ^{125}I 粒子治疗胰腺癌的临床对比研究. 长春: 吉林大学, 2015.

2. 中华医学会外科学会分会胰腺外科学组. 胰腺癌诊治指南(2014). 中国实用外科杂志, 2014, 34(11): 1011-1017.

3. Zhang Z, Wang J, Shen B, et al. The ABCC4 gene is a promising target for pancreatic cancer therapy. Gene, 2012, 491(2): 194-199.

4. Kim HO, Hwang SI, Kim H, et al. Quality of survival in patients treated for malignant biliary obstruction caused by unresectable pancreatic head cancer: surgical versus non-surgical palliation. Hepatobiliary Pancreat Dis Int, 2008, 7(6):

643-648.

5. Callery MP, Chang KJ, Fishman EK, et al. Pretreatment assessment of resectable and borderline resectable pancreatic cancer: expert consensus statement. Ann Surg Oncol, 2009, 16（7）: 1727-1733.

6. Mornex F, Girard N, Bossard N, et al. Estimating optimal dose of twice weekly gemcitabine for concurrent chemoradiotherapy in unresectable pancreatic carcinoma: mature results of gemrt-01 Phase I trial. Int J Radiat Oncol, 2010, 77（5）: 1426-1432.

7. Yekebas EF, Bogoevski D, Cataldegirmen G, et al. En bloc vascular resection for locally advanced pancreatic malignancies infihrating major blood vessels: perioperative outcome and long-term survival in 136 patients. Ann Surg, 2008, 247（2）: 300-309.

8. Jemal A, Siegel R, Xu J, et al. Cancer statistics, 2010. CA Cancer J Clin, 2010, 60（5）: 277-300.

9. 王俊杰, 黄毅, 冉维强. 放射性粒子组织间种植治疗肿瘤临床应用的可行性. 中国微创外科杂志, 2003, 3: 148-149.

10. 陆健, 郑云峰, 张欢, 等. CT 导引下植入 ^{125}I 粒子治疗 19 例晚期胰腺癌的疗效观察. 介入放射学杂志, 2010, 19（7）: 550-553.

11. 张长宝, 田建明, 吕桃珍, 等. 放射性 ^{125}I 粒子组织间植入治疗胰腺癌的疗效分析. 介入放射学杂志, 2009, 18: 281-284.

12. 邵成伟, 田建明, 左长京, 等. CT 引导下 ^{125}I 放射性粒子植入治疗胰腺癌的疗效评价. 介入放射学杂志, 2007, 12: 825-827.

第八章

放射性粒子治疗前列腺癌的护理

第一节　概　　述

前列腺癌是危害男性健康的一种严重疾病,该病在欧美人群中发病率最高,目前已成为美国男性发病率最高的恶性肿瘤。亚洲前列腺癌的发病率远低于欧美,但近年来呈上升趋势,中国的前列腺癌发病率已跃居男性泌尿和生殖系统恶性肿瘤的第3位。前列腺肿瘤包括前列腺上皮来源和间叶来源的肿瘤,大部分为恶性肿瘤,包括前列腺癌、前列腺肉瘤等。

前列腺癌的治疗包括主动监测、根治性手术治疗、外放射治疗、近距离照射治疗、其他局部治疗及内分泌治疗等。

^{125}I是使用最广泛的放射性核素,放射性粒子^{125}I植入治疗前列腺恶性肿瘤,属于内照射中近距离治疗的方法之一,具有对周围正常组织损伤小、并发症少、痛苦轻、疗效确切、术后恢复快、患者易于接受等优点,越来越受到医生和患者的关注与青睐。前列腺癌近距离照射治疗是继前列腺癌根治术及外放疗外的又一种有望根治局限性前列腺癌的方法,疗效肯定、创伤小,尤其适合于不能耐受前列腺癌根治术的高龄前列腺癌患者。研究表明该方法可以增加治疗的有效率,同时提高无事件生存率和总生存率。但是^{125}I粒子具有放射性,可通过间接电离作用对周围人群造成损害,而且对医护人员、患者及其周围人群的放射损害及防护也越来越受到同行的关注。因此医务人员应加强放射防护管理,最大限度地保障^{125}I粒子的安全使用,熟练掌握^{125}I粒子组织间植入治疗前列腺癌的术前、术中、术后的护理和放射防护,从而有效提高患者生存质量,保障自身、家属及医护人员的安全。

一、适应证

推荐参考美国近距离照射治疗协会（American Brachytherapy Society，ABS）标准。

1. 同时符合以下 3 个条件为单纯近距离照射治疗的适应证：

（1）临床分期为 T_1~T_2a 期。

（2）Gleason 分级为 2~6。

（3）PSA<10ng/ml。

2. 符合以下任一条件为近距离照射治疗联合外放疗的适应证：

（1）临床分期为 T_2b、T_2c。

（2）Gleason 分级 8~10。

（3）PSA>20ng/ml。

（4）周围神经受侵。

（5）多点活检病理结果阳性。

（6）双侧活检病理结果阳性。

（7）MRI 检查明确有前列腺包膜外侵犯。

3. 对于 Gleason 评分为 7 或 PSA 为 10~20ng/ml 者，则要根据具体情况决定是否联合外放疗。

4. 近距离治疗（或联合外放疗）联合内分泌治疗的适应证　前列腺体积 >60ml，可行新辅助内分泌治疗使前列腺缩小后再进行近距离治疗。

二、禁忌证

1. 绝对禁忌证

（1）限制性预期生存期。

（2）TURP 后缺损较大或预后不佳。

（3）一般情况差。

（4）有远处转移。

2. 相对禁忌证

（1）腺体大于 60ml。

（2）既往有 URP 史。

（3）中叶突出。

（4）严重糖尿病。

（5）多次盆腔放疗及手术史。

第二节 术 前 护 理

一、心理护理

患者多为高龄,确诊后心理波动比较大。对于手术的原理和方式缺乏了解,担心手术的预后和效果,容易产生焦虑、恐惧和疑虑的心理。护士应有针对性地进行个性化心理干预。与患者多沟通,告知患者粒子植入的手术方法、麻醉方式、手术前后注意事项以及康复情况。介绍成功病例,稳定患者情绪,使之积极配合相关治疗和护理。

二、一般护理

1. 术前评估　评估患者的一般情况,了解患者的既往史、家族史、过敏史、现病史、营养状况、患者的心理状态及对手术的承受能力。

2. 了解患者用药史　对于使用抗凝药物或影响麻醉效果等药物的患者,需停药 1 周后方可手术。

3. 营养支持

（1）术前禁食 12 小时,禁水 4 小时。

（2）根据情况给予高蛋白、高维生素、适当热量、低脂、易消化的少渣食物。

（3）对于不能进食者,遵医嘱静脉补充营养。

（4）对于严重贫血者,遵医嘱输血。

4. 术前常规准备

（1）协助完善相关检查,如血尿粪常规、出凝血功能、血生化、心电图、胸片等。

（2）术前行抗生素过敏试验、会阴部备皮,备好术中用药。

（3）术前遵医嘱抽血,以备术中用血。

（4）更换清洁病员服。

（5）与手术室人员进行患者相关信息核对后，送入手术室。

三、专科护理

1. **体位训练**　手术时需要采取截石位，协助患者进行体位训练。对患者进行深呼吸、咳嗽和咳痰训练，教会患者提肛运动的方法。

2. **肠道准备**　患者术前1天傍晚服用泻药，如效果不好，术前一天晚及手术当天早晨给予灌肠清洁肠道。

四、用物准备

1. **一般用物**　床边心电监护仪、床边供氧及氧气湿化瓶等处于完好备用状态。

2. **特殊用物**　防辐射铅毯和铅裤。

第三节　术中护理

1. **患者术中体位**　粒子植入标准流程是TRUS和模板引导下经会阴插入方法，患者取截石位。

2. **定位**　增强CT扫描，确定肿瘤位置，体表定位，设定标记点。再次CT扫描，确定穿刺针针尖位置、穿刺针的排布，退针式植入粒子，根据治疗计划间隔0.5~1cm。

3. **术中辐射防护**　术中医务人员术前穿好铅防护衣，戴好铅手套、铅围脖和铅眼镜；取放粒子应用10cm以上的镊子或颗粒源简易机械手；手术操作人员必须操作熟练；放射性粒子专人管理。

4. **记录**　术中由巡回护士、器械护士、核医学科医师共同核对粒子数目，植入后记录患者植入粒子的日期、数量、活动。

第四节　术后的观察与护理

一、一般护理

1. 病情观察

（1）病房护士了解术中情况，如麻醉方式、术中出血情况及用药情况等。

（2）回病室后给予持续心电监护，持续低流量吸氧，密切观察生命体征变化。

（3）注意观察患者腹部体征和穿刺部位的情况。观察会阴部有无触痛、肿胀、出血等情况，如有异常，及时通知医生给予处理。

2. 活动护理　术后返回病房 6 小时后可采用半坐位，卧床期间协助患者床上翻身，指导患者进行四肢活动，预防下肢静脉血栓形成。术后第 1 天，责任护士协助患者下床，预防跌倒。

3. 饮食护理　术后全麻清醒后可以少量饮水。术后 6~8 小时，指导患者进食流质或者半流质饮食，术后一天即可进普食。应选择营养丰富易消化的食物，鼓励患者多吃新鲜蔬菜、水果，忌食辛辣刺激食物。每天饮水 >2000ml，保持大便通畅，防止便秘发生。

二、专科护理

1. 尿管护理

（1）妥善固定于床旁。

（2）保持通畅，使用抗反流尿袋，做好标识，定时挤捏管道，防止尿管打折、扭曲、滑脱，及时倾倒尿液，保持有效引流。

（3）观察并记录尿液的颜色、量及性状，观察有无粒子脱落，出现异常立即通知医师给予相应处理。

（4）告知患者尿管的重要性，随时清除尿道口分泌物，保持会阴部清洁；每天 2 次尿管护理，严格无菌操作。一般术后第二天即可拔除尿管。

2. 防辐射护理

（1）如有防护条件的病房，则将已经进行 ^{125}I 粒子组织间植入治疗的患者集中在同一病室统一管理，并在病房门口做醒目标志。嘱其不要随意串病房、外出,缩小活动范围。

（2）指导患者穿戴铅裤,协助患者于会阴部遮盖铅毯,以减少辐射。

（3）告知患者及家属勿让孩童、孕妇、备孕者前来探视。术后2个月内要避免靠近孕妇,儿童避免坐在患者膝上,6个月后无需特殊防护。

三、并发症的观察和护理

1. 尿路刺激征　观察患者是否有尿频、尿急、尿痛、排尿困难、尿潴留等情况。仔细观察尿液的颜色以及有无血块等。

2. 直肠损伤　观察患者的大便次数有无增加以及便血等情况。询问患者有无里急后重感、腹痛腹胀等情况。症状轻时对症处理即可。

3. 粒子脱落　术后第1天和第2天患者大便或小便时偶有粒子脱出。植入术后1~3周内应用纱布过滤尿液,叮嘱家属在患者排尿时注意观察是否有脱出的粒子;责任护士需对保洁员、家属进行宣教,如果发现疑似粒子,及时通知医护人员,不要盲目清理,避免流入社会造成环境污染。若发现粒子脱落,不可用手直接触碰,应用镊子小心夹起放入铅罐内,送回医院,交给医护人员妥善处理。

第五节　出院指导

1. 嘱患者出院后1个月继续穿戴三角铅裤,尽量避免接触孩童、孕妇等;注意休息,勿从事重体力劳动,可参加适当体育锻炼,加强营养,提高免疫力。少食辛辣刺激性食物,以免引起下尿路症状和不适。

2. 2~3周内禁止性生活,1个月可恢复性生活,建议使用避孕套,防止粒子脱出导致辐射环境污染。告知患者粒子植入治疗可能损伤生育能力。

3. 遵医嘱定期复查。包括直肠检查、规律 PSA 检查、X 线检查、血常规、免疫功能测定等。开始每月1次,半年后每3个月1次,2年后6个月复查1次,终身随诊。

（李　征　王雪静编写　王攀峰校对）

参 考 文 献

1. 陈孝平. 外科学. 北京: 人民卫生出版社, 2015: 850–852.

2. 范京红, 田素青, 王俊杰, 等. 经会阴超声引导 ^{125}I 粒子植入治疗前列腺癌的护理. 护理学杂志, 2010, 21 (18): 21–22.

3. 黄媛媛. 前列腺癌 ^{125}I 粒子植入术患者的全程护理. 护理实践与研究, 2013, 10 (24): 59–61.

4. 郭红霞, 郝海龙. ^{125}I 放射性粒子永久植入治疗前列腺癌的护理. 护理研究, 2010, 24 (5): 1371–1372.

5. 李丽萍, 张新萍, 秦香英. 护理干预对前列腺癌病人放射性粒子植入的影响效果. 全科护理, 2016, 12 (18): 1697–1698.

6. 陈历赛, 段宝凤, 杨镛, 等. ^{125}I 粒子植入治疗前列腺癌放射防护研究进展. 护理研究, 2015, 29 (2): 517–519.

7. 刘帅. ^{125}I 放射性粒子永久植入治疗前列腺癌的现状及辐射防护研究进展. 实用癌症杂志, 2016, 31 (4): 691–693.

8. 王俊杰. 肿瘤放射性粒子治疗规范. 北京: 人民卫生出版社, 2016: 156–166.

9. 李麟荪. 介入护理学. 北京: 人民卫生出版社, 2015: 169–1173.

第九章

放射性粒子治疗子宫颈癌的护理

第一节 概 述

子宫颈癌是来源于子宫颈上皮的恶性肿瘤,是全球女性中仅次于乳腺癌的最常见恶性肿瘤,其发病率在我国一直居妇科恶性肿瘤首位。据全国肿瘤登记中心 2014 年最新研究解析,中国宫颈癌发病率为 9.84/10 万。在全球每年约有 50 万女性被诊断为宫颈癌,约有 28.8 万患者死亡。宫颈癌的发病率随年龄增高而上升,40 岁以后女性发病率显著增加。近 30 年来世界范围内宫颈癌的发病率和死亡率均有明显下降趋势。宫颈癌的发病率可能与社会地位、人类乳头瘤病毒感染、吸烟、使用避孕药物、早婚、性伴侣多、性传播疾病病史及慢性免疫抑制有关。宫颈癌的预后相对较好。放射性粒子组织间植入治疗宫颈癌手段安全、微创、很少发生并发症。

一、适应证

1. 术后或放化疗后复发的实体肿瘤。

2. 有手术禁忌证,无法实施手术者。

3. 预计生存期大于 6 个月,有明显疼痛症状,不适合其他方法治疗者。

4. 肿瘤相对孤立、局限,肿瘤直径 <7cm（ >7cm 为相对适应证）。

5. 已接受放疗,肿瘤仍有残存、局部复发或因某种原因不适合后装治疗者。

6. 肿瘤包绕大血管时慎用。

二、禁忌证

1. 恶病质。

2. 肿瘤侵犯大血管,或压迫血管,有血栓形成风险者。

第二节　术　前　护　理

一、心理护理

评估患者的焦虑程度及原因,介绍成功病例,寻求家属及社会的支持,教会患者减轻焦虑的方法。

二、一般护理

1. 饮食指导　术前一天晚上半流食,晚上 8 时后禁食,术前 6 小时禁水。

2. 检验　完善各项术前检查,包括肝肾功能、凝血功能、血常规、生化、免疫、心电图检查、胸部 X 线片检查。

3. 备皮　术前 1 天行皮肤准备、备皮(包括会阴部、大腿内侧上 1/3),检查皮肤完整性,如有异常及时与医生沟通。

4. 身体状况评估　做好患者身体评估,包括血压、脉搏、体温、体重、现病史、既往病史等。

三、专科护理

1. 做好入院宣教,讲解疾病相关知识、术前注意事项,根据患者情况给予指导。

2. 指导患者手术配合的方法、技巧,进行手术体位训练。

3. 术前一天晚上根据病情选择沐浴,注意保暖,预防感冒;遵医嘱给予安眠药物,手术当天更衣。

4. 手术当天遵医嘱给予肠道准备,遵医嘱留置导尿。

5. 遵医嘱合理安排补液,补充营养物质,提高机体免疫力。

四、用物准备

做好手术用物准备,包括粒子植入用物、防护用品等。根据麻醉方式,备好麻醉床、监测用品和急救药物。

第三节　术　中　护　理

1. 检查手术设备功能状态,如吸氧装置、心电血压监测装置、吸痰装置,检查抢救车设备及药品齐全。

2. 保证手术室湿度、温度适宜,患者舒适。

3. 为患者术中静脉增强造影做好准备,遵医嘱给予抗凝血、抗过敏药物。

4. 协助术者做好体位固定,以负压真空垫稳定固定体位。

5. 生命体征监测,氧气吸入,严密观察病情变化,注意术中保暖。

6. 心理护理　指导患者放松,及时沟通手术进度,减轻恐惧心理。

7. 做好手术配合,严格三查七对。

8. 做好手术中患者、医生、护理人员的防护工作;做好手术记录。

9. 手术用物严格执行无菌物品处理规定,手术废物按医用垃圾分类处理。

第四节　术后的观察与护理

一、一般护理

1. 提供温馨、舒适的环境;最好住单间,多人间两床间隔大于 1m。

2. 按麻醉方式指导患者合适体位,搬动患者时注意保暖,保护隐私。

3. 术后监测生命体征 4 小时,如血压下降、脉搏细数,及时通知医生并协助处理。

4. 观察体温变化,每天测 4 次体温,如有发热,遵医嘱给予降温、抗感染治疗。观察伤口敷料情况,如渗出较多及时更换敷料。

5. 清淡易消化饮食,切勿暴饮暴食及饮酒,少食多餐,进高蛋白、高维生素、高热量、易消化食物。

6. 保持尿管通畅,妥善固定,观察尿量及性状,第二天拔除。

7. 观察疼痛的性质、强度,遵医嘱给予止痛治疗。协助患者采取舒适的卧位,指导患者分散注意力,遵医嘱给予镇痛药物。

8. 协助患者做好生活护理,做好心理护理和健康教育。

二、专科护理

1. 术后 24 小时减少活动,避免粒子移位;协助患者床上活动,防止下肢静脉血栓的形成。

2. 植入粒子活度大,距体表较浅,应在体表盖含铅当量橡胶布屏蔽;粒子植入局部皮肤如发生破溃及时就医。

3. 如放射性粒子从体内掉出,应用长柄镊子捡起,放入带盖密闭瓶中,立即送回,交给医护人员或与医务人员电话联系,不可随意丢弃放置。

三、并发症的观察与护理

1. 出血　观察伤口敷料情况,少量渗血可继续观察,出血量多可通知医师给予处理。

2. 感染　观察患者体温的变化,必要时查血象。一旦发生术后感染,及时应用抗生素。

3. 膀胱 – 阴道瘘、直肠 – 阴道瘘　很少见,如有出现,多为穿刺过深,损伤膀胱壁、肠管导致,观察患者有无出现下腹痛、下腹坠胀感。预防措施为术中随时观察针尖位置,防止穿刺过深,损伤以上器官。

第五节　出院指导

1. 出院后防护(详见第十六章)。

2. 定期复查　第一年每 2 个月 1 次,一年后每三个月 1 次,两年后每半年 1 次。

3. 患者及家属应科学认知,消除紧张、恐惧情绪,以乐观的心态应对疾病。

（范京红编写　王攀峰校对）

❧ 参 考 文 献 ❧

1. 王俊杰,冉维强,袁惠书,等. 放射性 ^{125}I 粒子植入治疗头颈部肿瘤. 中华放射医学与防护杂志,2006,26:23-26.

2. 王俊杰. 放射性粒子治疗头颈部癌进展. 现代肿瘤医学,2010,18(6):1236-1238.

3. 王俊杰,黄毅,冉维强,等. ^{125}I 粒子植入治疗前列腺癌临床应用. 中华放射医学与防护杂志,2004,2(1):148-149.

4. 王俊杰. 放射性粒子近距离治疗肿瘤的生物学基础 // 王俊杰,修典荣,冉维强,等. 放射性组织间近距离治疗肿瘤. 北京:北京大学医学出版社,2004:49-63.

5. 王俊杰. 3D 打印技术与精准粒子植入治疗学. 北京:北京大学医学出版社,2016.

6. 王军业,韩磊,孙立军,等. 放射性 ^{125}I 粒子组织间植入治疗复发宫颈癌. 医学影像学杂志,2013,23:1265-1267

第十章

放射性粒子治疗结直肠癌的护理

第一节 概 述

结直肠癌是常见消化道恶性肿瘤之一。世界卫生组织统计,全球范围内,结直肠癌发病率在男性中排第 3 位,在女性中排第 2 位;而死亡率在男性中排第 4 位,女性中排第 4 位。近 10 年来,全球结直肠癌发病率和死亡率水平基本稳定,但占全球恶性肿瘤发病、死亡的比例有所增加。结直肠癌发病的地域分布差异较大,其中发达地区结直肠癌发病率较高。我国是结直肠癌的低发区,但发病率呈逐年上升趋势。

结直肠癌的治疗主要包括外科手术、化疗、放疗、靶向治疗以及免疫生物治疗等。结直肠癌病程中容易发生转移,严重影响预后及生活质量。结直肠癌常见的转移方式是血行转移、淋巴转移、局部浸润及远处转移。血行转移中以肝脏转移最为常见,其次为盆腔或腹腔播散,局部复发。

放射性 ^{125}I 粒子治疗复发性结直肠癌,可以控制肿瘤局部生长,延长生存期。据文献报道,CT 引导下肝脏转移癌行放射性 ^{125}I 粒子植入治疗的疗效确切、安全、微创。

一、适应证

1. 原发性结直肠癌。

2. 侵犯或转移到重要功能组织或器官,手术难以切除。

3. 复发或转移癌。

4. 癌灶手术后有局部残留的患者。

二、禁忌证

1. 一般情况差,预计生存时间小于 3 个月。
2. 严重肝肾功能异常。
3. 血小板低或凝血功能差,穿刺出血风险高者。
4. 存在麻醉禁忌证。
5. 复发部位及预计穿刺部位合并活动性感染者。

第二节　术　前　护　理

一、心理护理

接受放射性粒子植入术的结直肠癌患者往往经过多种治疗手段治疗,存在复发和转移病灶,对姑息性治疗缺乏信心。部分患者及家属缺乏对放射性 ^{125}I 粒子植入治疗的正确认识,对于手术创伤性和辐射性产生恐惧和排斥心理。护理人员要加强与患者及家属的沟通,进行细致的心理疏导,讲解粒子植入手术的适应证、过程以及术后放射防护知识,帮助患者树立战胜疾病的信心,为顺利治疗做好准备。

二、一般护理

1. 饮食指导

(1)根据放射性粒子植入术的引导方式,做好饮食指导及肠道准备。B 超引导的手术一般不需禁食,指导患者进食清淡、易消化饮食,少食多餐。CT 引导的手术一般术前应禁食 4~6 小时。

(2)根据插植针是否经过肠管做好肠道准备。插值针经过肠管的手术患者在术前一天进食少渣饮食,晚饭后口服洗肠液进行肠道清洗。清洗的标准为排出无渣液体。

2. 检查　血细胞分类计数、血生化、凝血功能、胸部 X 线片、心电图、CT 等检查。

3. 备皮　指导患者术前清洁手术区域皮肤,根据手术部位进行区域备皮。穿着棉质、宽大衣物,上衣开衫,不穿内衣裤。注意患者保暖。

4. 身体状况评估　包括生命体征评估、疼痛状况评估、肢体活动能力评估。指导患者术前进行手术体位的练习。

三、专科护理

肠造口护理主要包括:

1. 术前三天禁食豆浆、牛奶等产气食物,以免造口袋内排出气体过多。

2. 指导患者术前倾倒造口袋内大便。

3. 更换造口底盘,粘贴牢固,避免脱落污染手术区。

4. 对于俯卧位手术患者,指导进行术前的体位练习,减少不适感。

四、物品准备

1. 无菌手术包。

2. 放射性粒子植入术专用器械准备。

3. 药品准备　局麻药、抢救用药、造影剂、生理盐水等。

4. 放射防护用品准备　铅防护衣、铅围领、铅手套、铅眼镜、巡检仪。

5. 心电监护设备。

第三节　术 中 护 理

1. 术中体位配合

(1)协助医生摆放合适体位。恰当应用真空垫摆位的技术能够明显提高摆位精度,而且简单易行,可以保障精确放疗的质量和效果,以及保护靶区周围的组织器官。

(2)注意患者肠造口的保护以及造口袋的摆放,避免发生脱落污染手术台。

2. 建立静脉通路,连接高压注射针筒,注入造影剂。

3. 协助麻醉,实时监测生命体征变化。

4. 心理护理　与患者沟通,讲解手术进程,鼓励患者配合手术过程,消除紧张情绪。

5. 术中护理配合

（1）冲洗器械,传递用物。

（2）协助清点放射性粒子数量,避免漏记、多记,或者发生粒子丢失。

6. 术后进行手术室的放射能量测量,保证环境安全。

7. 术后进行物品清理和器械的洗刷、灭菌,以及手术室清洁消毒。

第四节　术后的观察与护理

一、一般护理

1. 术后体位　局麻患者术后卧床 1~2 小时;椎管内麻醉患者术后去枕平卧 6 小时,指导患者不要抬头,预防术后头痛的发生,但身体其他部位可以活动。下肢恢复知觉后,可做被动肢体练习,例如:踝泵练习,预防下肢静脉血栓的发生。定时翻身,预防发生压疮。

2. 监测生命体征变化。

3. 饮食指导

（1）指导患者术后进食清淡、易消化饮食,避免刺激辛辣食物。

（2）椎管内麻醉患者术后 6 小时后,可逐步恢复饮食。

（3）对于经肠管进针的患者,遵医嘱禁食 24 小时,采用静脉营养支持治疗。有文献报道,早期进食有利于降低术后并发症发生率,降低感染风险、缩短住院日,同时并不会增加吻合口瘘的发生率,也不会加重肠麻痹,反能促进肠功能的恢复,并改善患者的营养状况。

4. 疼痛　围术期患者疼痛的护理多为穿刺部位疼痛的护理。由于粒子植入的微创性,术中及术后镇痛效果的加强,多数患者均可耐受。按照疼痛管理规范给予疼痛的评估,如果疼痛评分超过 3 分,要通知医生,遵医嘱给予止痛治疗;在给予处理措施后 30 分钟,进行再次评估。也可以选用其他方式进行疼痛的缓解,有文献报道指出,环境因素、心理暗示、分散注意力及部分护理操作对缓解患者疼痛有效。

5. 发热　多为应激反应或肿瘤吸收热,一般对症处理即可。

6. 活动指导　适当活动,勿剧烈运动。保持大便通畅,不要进行增加腹压的活动。

7. 心理护理　鼓励患者早期活动,与家人朋友沟通,树立战胜疾病的信心。

二、并发症的观察与护理

1. 出血　放射性粒子植入术多采用经皮穿刺,安全、微创,因此穿刺部位出血量一般不多。观察穿刺点覆盖纱布有无渗血,必要时更换,并通知医生处理。

2. 腹腔感染　密切观察患者体温的变化。术后3天内测体温,每天4次。

3. 胃肠道瘘　观察患者腹痛情况,如出现剧烈腹痛,及时通知医生。

第五节　出院指导

定期随访

1. 指导患者2~3个月后门诊复查增强CT,之后的2年内每3个月复查1次,2年后每6个月复查1次。

2. 遵照医嘱每周复查血常规及肝肾功能。

3. 监测生命体征变化,如有不明原因发热,及时就诊。

（王攀峰编写　徐瑞彩校对）

参考文献

1. Torre LA, Bray F, Siegel RL, et al. Global Cancer Statistics, 2012. CA Cancer J Clin, 2015, 65: 87-108.

2. Zhao P, Chen WQ, Kong LZ. Colon, Rectum&Anus//Chen Q, Sun XB.

Chinese Cancer Incidence and Mortality in 2003-2007. Beijing：National Cancer Center, 2012：66-78.

3. Koutrouvelis PG. Computed tomography-guided salvage brachy-therapy of recurrent large non-Resectable familial colo-rectal cancer in the pelvis：case report. Technol Cancer Res Treat, 2002, 1（1）：61-64.

4. 柳晨,袁慧书,王俊杰. 复发性直肠癌：CT 引导下植入放射性粒子组织间近距离放疗的疗效. 中国介入影像与治疗学, 2012, 9（2）：94-98.

5. 范新华,金利盛. CT 引导下 ^{125}I 粒子永久植入治疗肝转移癌. 医学影像学杂志, 2012, 22（4）：581-584.

6. 王建新,王贵吉,吴洋东. ^{125}I 粒子植入治疗胃癌肝转移的临床疗效. 河南医学研究, 2012, 21（3）：321-323.

7. 王俊杰. 放射性粒子组织间永久植入治疗肝转移癌. 癌症进展, 2009, 7（3）：286-290.

8. 黄慧,胡湛,茅东聚,等. 放射治疗中真空垫摆位的技术改进. 中国医疗设备, 2014, 29（10）：110-111.

9. 杨彩霞,张玉兰,王敬师. 体位干预对剖宫产术后下肢深静脉血栓形成的影响. 齐鲁护理杂志, 2009, 15（12）：17-18.

10. 赵银泉. 快速康复外科在结直肠手术中的应用. 长春：吉林大学, 2012.

11. 张福君,吴沛宏,赵明,等. CT 导向下 ^{125}I 粒子植入治疗胰腺癌. 中国肿瘤微创治疗学术大会、中国抗癌协会肿瘤微创治疗专业委员会粒子治疗分会成立成会暨全国放射性粒子组织间近距离治疗肿瘤学术大会, 2007, 86：223-227.

12. 郭苏玲,邵双玲. 放射性粒子植入术治疗恶性肿瘤的护理. 全科护理, 2011,（20）：1838-1839.

13. 马虹,程晶,曹如波. 比亚芬预防乳腺癌放射性皮炎的疗效观察. 中华乳腺病杂志, 2011, 5（1）：56-57.

14. 王俊杰. 3D 打印技术与精准粒子植入治疗学. 北京：北京大学医学出版社, 2016：115.

第十一章

3D 打印个体化模板在 ^{125}I 粒子植入术中的护理配合

第一节　概　　述

^{125}I 粒子组织间植入是近距离治疗的一种。在治疗肿瘤方面,具有局部剂量高、作用距离短及对周围正常组织损伤小等优势,已被广泛应用于前列腺癌、胰腺癌、肺癌等多种实体肿瘤的治疗,并取得了显著的疗效。之前 ^{125}I 粒子植入治疗肿瘤技术主要依赖手术者的经验,术后粒子空间排布难以完全符合术前计划,从而可能出现靶区剂量的热点和冷点。粒子植入治疗的剂量学评估、危及器官剂量控制属于放射治疗范畴,因此,粒子治疗是跨学科、跨专业的技术。粒子植入的关键点是定位。剂量分布是影响粒子植入疗效最直接、最重要的因素,在很大程度上取决于插植针的空间分布(间距、深度、角度、平行角度等)。但由于人体解剖结构的复杂性、各种复发肿瘤的浸润性、不规则性生长,导致粒子针插植、深度、角度均受到很大程度影响,导致有些特殊部位的肿瘤无法达到精准进针的要求。

3D 打印(3D printing)是新兴的一种快速成型技术,也称"增材制造"。3D 打印是以数据设计文件为基础,将材料逐层沉积以构成三维物体的技术。与传统的制造工艺不同在于产品成型的过程上,3D 打印可以克服一些传统制造上无法达成的设计,制作出更复杂的结构。近年来,3D 打印在医疗领域的应用获得突破。3D 打印技术具有速度快、个性化和高精度的优势,已经在骨科、口腔科取得了较好的应用效果。中国学者在借鉴美国前列腺癌模板基础上,研发出人体各部位粒子植入治疗引导装置、肋骨打孔技术、3D 打印非共面模板（3D printing non-coplanar template，3D-PNCT）和 3D 打印共面模板（3D printing coplanar template，3D-PCT），使粒子植入治疗成为可计划、可控制、可评估的技术，粒子植入治疗精度进一步提高。

北京大学第三医院王俊杰教授团队率先使用 3D 打印技术进行个体化、非共面模板设计，通过现代影像学技术、计算机辅助技术和导航系统的固定装置等提高了粒子植入治疗的精准度。3D 打印个体化（非共面）模板可弥补共面模板的不足，能够有效地避开血管、骨骼等重要脏器，定位、定向相对准确，能够确保粒子植入前精准设计计划，进行术中适时优化，确保达到剂量优化和符合计划目标。操作偏差小，治疗时间缩短，术后即刻剂量验证达到术前计划要求。3D 打印非共面模板联合 CT 引导 ^{125}I 粒子植入治疗术提高了粒子植入治疗的精确性，有利于减少并发症及规范操作流程，已成为一种安全有效的治疗方法，值得推广。

术前需要经过多学科评估选择患者，严格把握 3D 打印个体化模板引导粒子植入适应证，排除禁忌证或不适宜使用者。术前常规进行检查，如血常规、肝肾功能、凝血功能、肺功能及心电图和 CT 或 MRI 等。

护理配合方面，需明确分工、密切配合，不断研究、改进、优化手术配合流程，备好急救物品，急救措施到位，以提高效率、缩短治疗时间，保证患者的安全。采用 3D 打印个体化模板辅助粒子植入时应该特别注意细节的处理，以防止发生偏差：术前对患者进行充分的评估与准备，告知注意事项，以确保其能够理解并配合；预计划之后，需注意患者体表定位标识线的保护、个体化塑形袋的保存、做好模板的准备与灭菌等；术中患者体位的复位、体位固定、模板准确对位等都是重要的环节。另外，术中需严密观察病情、配合处理紧急的并发症以及进行各种非预期情况协助处理等，以保障新技术安全应用与发展，并不断地优化和完善护理配合的流程。

第二节 术 前 护 理

一、心理护理

3D 打印个体化模板辅助粒子植入术是一项新技术，应耐心向患者及家属讲解相关知识及手术注意事项，以减轻患者的焦虑紧张情绪。适时向患者及家属讲解放射防护知识及其重要性,鼓励患者术后积极配合做好防护。

二、一般护理

1. 嘱患者注意休息,避免劳累,防止上呼吸道感染。

2. 皮肤准备　检查局部皮肤的完整性,保持皮肤清洁。特别嘱咐:沐浴时注意勿将定位标识线洗去。

3. 体位训练及呼吸训练　按照预计划体位进行训练,并根据手术要求指导患者熟练掌握平静呼吸、屏气等动作。

4. 饮食指导　常规术前禁饮食 4 小时,消化道手术延长禁食的时间。

5. 建立两条静脉通道　选择弹性良好、直径较大的近心端血管,以备抢救时以及术中强化明确病变与血管的关系时使用。

6. 肠道准备　对于手术区域与胃肠紧密毗邻者,术晨口服泛影葡胺调制剂 200ml,使胃肠显影,避免穿刺胃肠道而引起感染。

7. 术前用药　根据医嘱术前给予止血、止吐、镇静等药物。对于行肺部病灶手术者,可术前给予口服镇咳药物、雾化吸入利多卡因,以避免术中咳嗽造成进针位置的偏移。

三、专科护理

协助术前定位的护理:需提前 2~3 天为患者行 CT 行模拟定位,选择合适手术体位,固定,采用 CT 扫描采集图像信息,确定穿刺点,并标记。

1. 采用真空成型袋,协助医师固定患者于所需手术体位,兼顾舒适性与耐受性。

2. 行 CT 扫描后,医师确定肿瘤范围,选择肿瘤横径最大层面或骨性标志比较明显的层面设定固定针,将固定针层面还原至患者体表并标记:将 CT 机激光定位线、体表定位点、模板定位点准确对位,用皮肤划痕液在患者体表进行标记,在进针点贴金属标记。

3. 将真空袋塑形保持定位形状,并在塑性袋上标记进床线、升床线及患者其他信息。留照片保存患者定位信息(图 11-1)。

4. 制订术前计划、订购粒子　医师将以 Dicom 格式储存的 CT 数据导入近距治疗计划系统(brachytherapy treatment planning system, BTPS),勾画肿瘤

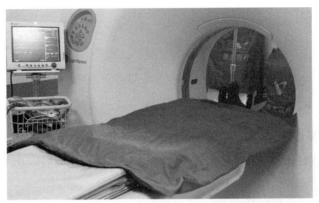

A

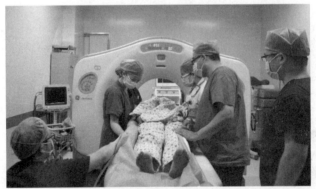

B

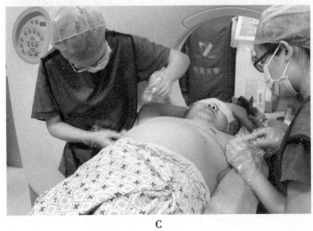

C

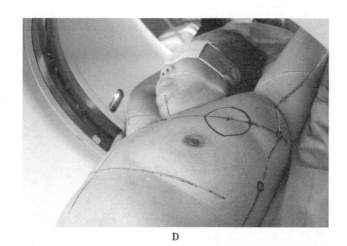

D

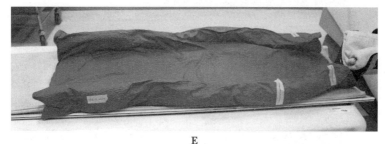

E

图 11-1　患者体位准备

A. 真空成型袋;B. 体位固定;C. 体表做标记;D. 体表标记与激光线重合;E. 保存塑形袋

靶区(gross tumor volume, GTV)及邻近区域危及器官、设定处方剂量和粒子活度,确定粒子植入针道,包括进针的方向、路径、深度等,计算粒子数目,模拟粒子空间位置分布,计算靶区及危及器官的剂量分布。医师根据计划订购粒子,并将图像信息导入三维影像及逆向工程软件,进行个体化模板制作(图 11-2)。

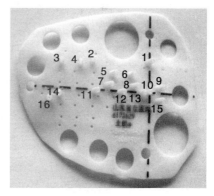

图 11-2　成型的 3D 打印个体化模板

四、物品准备

1. 模板准备　接收 3D 打印个体化模板后由双人核对住院号、术区体表定位点、计划针道信息、针道通畅性等,清洗、晾干,将模板完全浸泡于 4000mg/L 的含氯消毒剂中 40 分钟达到灭菌。使用前用无菌生理盐水冲洗模板,无菌纱布擦干后待用,注意避免高温导致变形。

2. 物品、药品及 CT 手术室准备 术前巡回护士和医师检查并核对抢救器械、物品与药品，CT 手术室术前 1 小时空气消毒（图 11-3）。

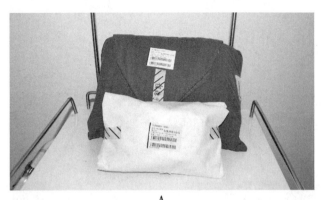

A

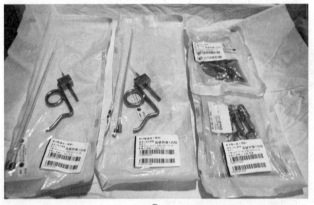

B

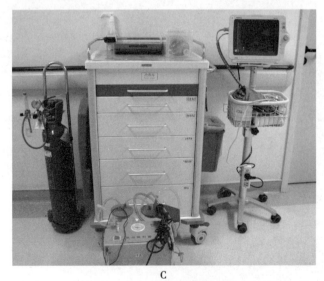

C

图 11-3 植入器械及物品准备
注：A. 敷料、器械包；B. 高压灭菌粒子；C. 急救物品

第三节　术　中　护　理

一、患者查对

接患者至 CT 手术室内,严格执行查对制度。给予鼻导管吸氧,心电监测,连接静脉输液通道。告知患者手术过程中避免剧烈咳嗽及随意变动体位,并认真听取语音提示,如有不适及时告知医护人员。

二、体位管理

将患者按既定体位移入真空成型袋,借助定位激光线,根据真空袋及体表定位标记,对患者进行复位,参照预保留图像,要求术中体位与定位体位完全保持一致。用激光线行体表和模板定位点的准确对位。注意保持患者舒适,预防压疮,做好保暖(图 11-4)。

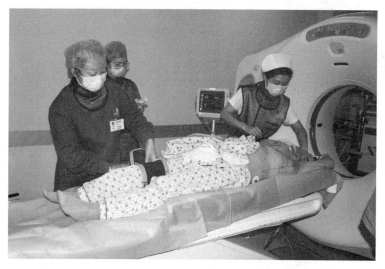

图 11-4　协助患者摆位、连接心电、吸氧

三、准备台面

穿戴防护服,并提醒所有人员做好防护。器械护士配合术者消毒、铺巾和麻醉,将器械包、粒子植入包、粒子配套包等物品置于手术台上,传递 3D 打印个体化模板,严格无菌操作,避免污染(图 11-5)。

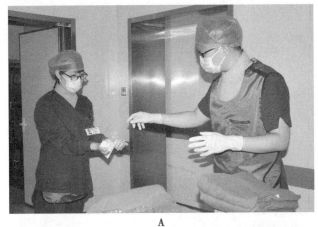

A

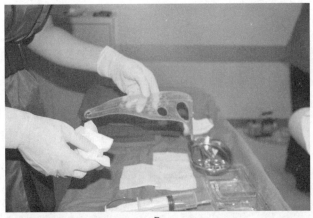

B

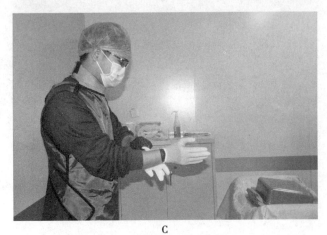

C

图 11-5 手术台面及模板准备
注:A. 准备手术台面;B. 准备模板;C. 戴铅手套

四、协助 3D 模板复位

器械护士协助医师将模板完全按照既定体位信息与患者贴合,模板定位标记与患者体表标记、激光线三者重合,模板与患者体表紧密贴合。术者植入 3 根定位针固定模板,行 CT 扫描,以确定位置。若与术前存在偏差,进行实时校正(图 11-6)。

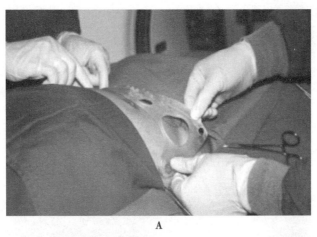

A

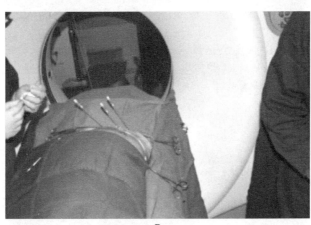

B

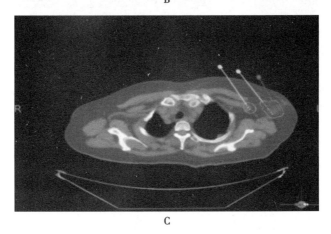

C

图 11-6 非共面模板复位及定位针植入

注:A. 模板复位模;B. 植入 3 根定位针;C. 计划定位针图

如使用共面模板,则需协助医师安装定位装置和共面模板,将模板移至靶区并调至预定角度、固定模板。医师于靶区中心穿第 1 根插植针固定肿瘤,行第 2 次 CT 扫描,核对插植针位置后,按照术前计划一次性可插入全部插植针,遇肋骨阻挡时用专用骨钻钻穿肋骨,CT 扫描精确调整每根插植针的深度,确认符合计划要求(图 11-7)。

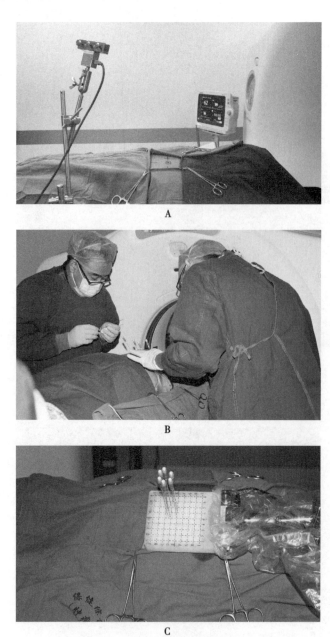

图 11-7　共面模板的安装与进针
注:A. 安装定位装置;B. 安装并固定共面模板;C. 共面进针后

五、协助粒子植入

1. 医师将插植针插入至计划安全位置,复扫 CT,调整确定穿刺针到达理想位置(图 11-8)。

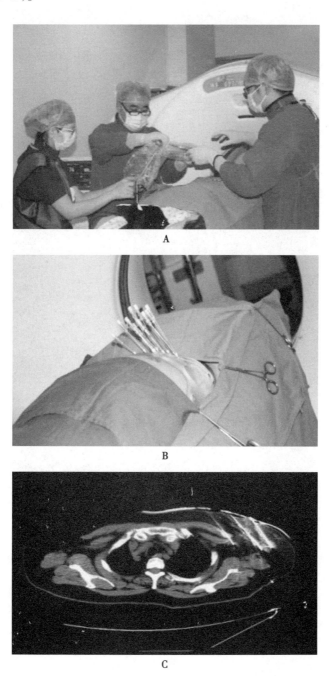

图 11-8　粒子针插植

注:A. 插入植入针;B. 植入全部针;C. CT 扫描

2. 协助医师根据计划将 ^{125}I 粒子植入病灶内,并实施术中剂量优化和术后的剂量评估(图 11-9)。

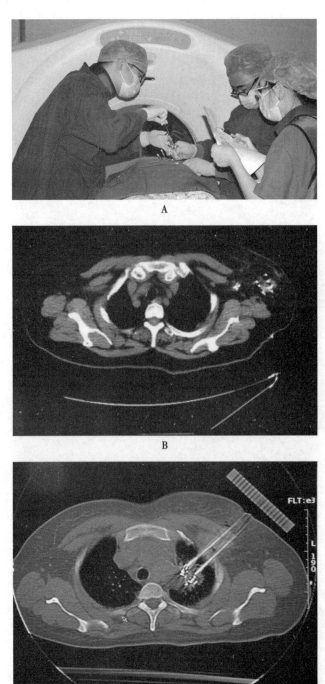

图 11-9 植入粒子并扫描

注:A. 协助粒子植入;B. 术后即刻扫描;C. 共面模板粒子植入影像图

六、病情观察

巡回护士密切观察患者的生命体征、血氧饱和度、面色、神志变化及有无发生咯血等,每 5~10 分钟询问患者有无不适感。发现异常及时报告医生,协助紧急处理,并记录于"手术护理观察记录单"。严格执行术中抢救医嘱,做好记录,及时补录医嘱。

七、并发症观察与处理

粒子植入术后立刻扫描,观察有无并发症,给予及时处理后拔针按压局部(图 11-10)。

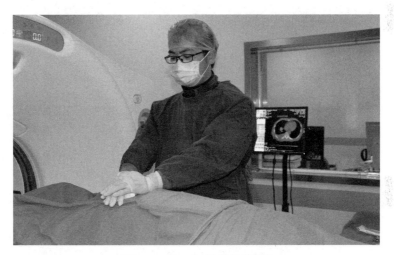

图 11-10　拔针按压局部

八、术后核对

术后护士与医师核对清点粒子,做到数目相符。利用粒子检测仪探测术区环境内有无粒子遗落。若无粒子遗落,行器械、手术包等物品清点,医疗废物处置。如发现粒子遗落,立即按程序处理,必要时启用三级应急预案(图 11-11)。

九、术后转运

术后给患者行局部包扎,遮盖 0.25mmPb 的铅毯,平车转运至病房。途中注意观察患者生命体征,保持与患者有效沟通,保证安全。

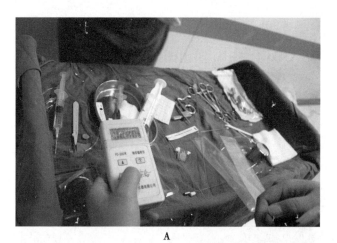

A

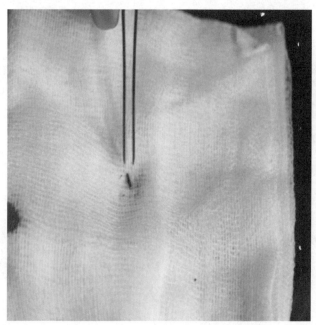

B

图 11–11 术后检测有无粒子遗落

注：A. 检测台面有无粒子遗落；B. 溢出粒子用镊子夹取

第四节 术后的观察与护理

一、患者一般护理

术后回病房安排单间；安排与他人同一病房时，可使用铅屏风。心电监测 6 小时，酌情给予氧气吸入。卧床休息 2~4 小时，如无不适，可下床适当活动。

术后 1 小时进水,无恶心、呕吐等症状 2 小时后进流质饮食,次日恢复正常饮食。嘱患者避免剧烈活动或咳嗽,咳出的痰液或呕吐物集于治疗碗中,并用粒子探测仪进行检测,无粒子方可丢弃,避免粒子遗失。其他根据各系统疾病特点进行护理。

二、3D 打印模板的处理

3D 打印模板为一次性使用。非共面模板可根据自己科室的要求,使用后将模板用流动水清洗干净,酒精擦拭后浸泡消毒,待干置密封袋中,登记患者信息、手术部位及时间,专人统一保存以备总结使用。3D 共面模板使用后可直接按医疗废物处置。

三、并发症的观察与护理

参考各系统粒子植入并发症的护理。

第五节　出院指导

为患者发放健康指导手册,嘱术后可选择 2 个月内穿铅衣,2 个月后保持 1m 以上距离的防护方法。避免去公共场所,出门乘坐专车或专梯,避免乘坐公共交通工具。根据不同疾病的特点进行相应专科的健康教育,做好家属的心理指导工作,帮助患者顺利回归社会。术后 2 个月、4 个月、6 个月复查 CT,检测肿瘤大小变化。

（徐瑞彩　商琼琼编写　王攀峰校对）

❧ 参 考 文 献 ❧

1. 王俊杰,柴树德,郑广钧,等. 3D 打印模板辅助 CT 引导放射性 ^{125}I 粒子植入治疗肿瘤专家共识. 中华放射医学与防护杂志,2017,37(3):161-170.

2. 王俊杰. 3D 打印技术与精准粒子植入治疗学. 北京：北京大学医学出版社，2016：48-52.

3. 徐瑞彩，刘亚坤，商琼琼，等. 3D 打印个体化模板辅助 ^{125}I 粒子植入治疗恶性肿瘤的护理. 中华护理杂志，2017，52（3）：294-297.

4. Saito S，Nagata H，Kosugi M，et al. Brachytherapy with permanent seed implantation. Int J Clin Oncol，2007，12：395-407.

5. Galego P，Silva FC，Pinheiro LC. Analysis of monotherapy prostate brachytherapy in patients with prostate cancer. Initial PSA and Gleason are important for recurrence. Int Braz J Urol，2015，41（2）：353-359.

6. Wang Zhongmin，Liu Yu，Liu Fenju，et al. Clinical efficacy of CT-guided iodine-125 seed implantation therapy in patients with advanced pancreatic cancer. Eur Radiol，2010，20：1786-1791.

7. Stewart A，parashar B，Patel M，et al. American Brachytherapy Society consensus guidelines for thoracic brachytherapy for lung cancer. Brachytherapy，2016，15（1）：1-11.

8. CohenA，LavivA，BermanP，et al. Mandibular reconstructions using stereolithographic 3-dimensional printing modeling technology. Oral Surg Oral Pathol Oral Radiol Endod，2009，108（5）：661-666.

9. Huang MW，Liu SM，Zhang J，et al. A digital model individual template and CT-guided ^{125}I seed implants for malignant tumors of the head and neck. J Radiat Res，2012，53（6）：973-977.

10. 张颖，林琦，韩明勇，等. 3D 打印个体化模板联合 CT 引导 ^{125}I 粒子植入治疗胸壁转移瘤 1 例. 山东大学学报：医学版，2016，54（4）：94-96.

11. 姜玉良. 北京大学第三医院完成首例 CT 引导联合 3D 打印模板指导放射性粒子植入治疗腹膜后复发肿瘤. 北京大学学报：医学版，2016，48（1）：182.

12. 张颖，林琦，韩明勇，等. 3D 打印个体化模板联合 CT 引导 ^{125}I 粒子植入治疗恶性肿瘤质量评价. 山东大学学报：医学版，2016，54（11）：44-50.

第十二章

食管粒子支架植入治疗的护理

第一节 概 述

食管癌是消化系统发病率较高的肿瘤之一,好发于40岁以上男性。早期食管癌症状不典型,中晚期表现为渐进吞咽困难、胸背部疼痛、呕吐。外放疗可有效减轻症状,但起效时间较慢,且易致食管气管瘘、放射性食管炎和肺炎等。近年来,食管支架置入已成为食管癌性狭窄的重要治疗手段,然而普通支架无法控制肿瘤进一步生长,术后支架内易再发狭窄,影响长期疗效。食管粒子支架是在普通自膨式覆膜金属支架外周捆绑^{125}I放射性粒子,将食管支架的扩张作用与^{125}I粒子的近距离放疗作用相结合,从而有效地缓解吞咽困难症状,同时持续低剂量照射治疗肿瘤,降低支架再狭窄的发生率,延长支架通畅时间,改善食管癌患者的生活质量,延长生存时间。支架治疗的护理是介入治疗中重要的环节,包括护理上的积极配合、正确应用护理程序解决患者围术期出现的护理问题、防止并发症的发生等。本节主要介绍食管梗阻介入治疗的护理。

一、适应证

食管恶性肿瘤引起的食管狭窄或食管气管瘘,已不可能手术者。

二、禁忌证

1. 高位食管癌。

2. 食管灼伤后的急性炎症期。

3. 严重恶病质状态。

第二节 术 前 护 理

一、心理护理

针对患者紧张恐惧的心理,向患者及家属介绍此项治疗的原理、方法、步骤和术前、术后需配合的事项,使其在最佳心理状况下接受并配合治疗。

二、一般护理

1. 饮食指导 鼓励进食清淡、易消化的流质,少食多餐;遵医嘱给予静脉营养支持;术前禁食禁水 4 小时。

2. 术前检查 三大常规、肝功能、肾功能、电解质、凝血常规、心电图、X线片、食管 CT 等。

3. 身体状况评估 观察及评估患者全身情况,有无体重减轻、消瘦、贫血、脱水。有无吞咽困难及程度。有无疼痛,记录疼痛的性质及部位。是否合并呼吸道症状,有无胸闷、气促、咳嗽、咳痰症状。

三、专科护理

正确评估肿瘤生长方向,根据不同症状,作出预防性、有针对性的护理,降低患者意外危险的发生。若因食管癌引起的食管狭窄,判断是否侵袭邻近器官。若侵袭主动脉,可引起主动脉破裂出血,导致失血性休克甚至死亡,应告知患者避免剧烈咳嗽、打喷嚏等增加腹压的动作;若侵袭气道,可引起食管气道瘘,患者可有呛咳及误吸的危险,遵医嘱禁食禁水,床边备有吸引器。

四、术前准备

遵医嘱术前 30 分钟应用镇静药或肌内注射阿托品、山莨菪碱,以减少消化液的分泌。

五、用物准备

1. 药品准备 肾上腺素、阿托品、地塞米松、蛇毒血凝酶、利多卡因胶浆、造影剂。

2. 物品准备　一次性手术包、导丝、单弯导管、食管支架及输送系统、碘粒籽源、小镊子、铅手套、液体石蜡、生理盐水、一次性开口器、吸痰器。

第三节　术 中 护 理

1. 提前嘱患者将麻药含服慢慢咽下，协助患者摆放仰卧位，嘱患者放松、配合治疗。不随意移动双手，以免污染消毒区域。

2. 连接氧气装置、心电监护仪，监测患者心率、血压、血氧饱和度等情况。

3. 配合医生进行术中患者咽部分泌物的吸引。协助医生装配食管粒子携带装置，固定导丝，递送合适的支架植入系统。

4. 支架植入后，使用γ射线检测仪检测患者、CT床、器械台、地面、植入器械及术者身体有无粒子残留。由术者、护士、技术员3人在放射性粒子使用登记本上签字，确定粒子的来源、去向、存储等，应符合国家放射性物质使用登记。

5. 观察患者术后反应15分钟，如无不适主诉，可护送患者返回病房。

第四节　术后的观察与护理

一、一般护理

1. 休息与运动　术后24小时卧床休息，床头抬高30°，适当床上活动双下肢，24小时后可下床活动。

2. 病情观察　遵医嘱监测生命体征、神志、精神状态及其他病情变化，2小时1次，连续监测4次，平稳后停测。

3. 饮食护理　术后6小时可进温凉流质，忌冷食，食物温度控制在20~30℃。3天后逐渐过渡到半流质、普通软食。

二、专科护理

食管粒子支架植入术后的患者进食时取坐位，避免粗纤维食物及大块状食物的摄入，且进食多咀嚼，多饮水，每餐后保持直立位 20 分钟，避免支架堵塞。同时告知患者禁食过冷、过热等食物，避免支架因热胀冷缩而移位、脱落。

三、并发症的观察与护理

1. 出血　多为支架边缘与食管黏膜磨损所致，应密切观察生命体征变化及有无呕血、黑便等情况，小量出血不需处理，大量出血时遵医嘱给予止血药物。

2. 支架移位或脱落　多为支架与食管尚未紧密贴合、食管自身的节律性蠕动和进食不当等因素造成。向上移位表现为喉部异物感、窒息感，向下移位表现为吞咽困难重新出现。处理原则为调整支架位置、重新放置。

3. 胸痛　由于支架张力和扩张时食管黏膜受损等因素，大多数患者术后出现不同程度的异物感、不适感和胸痛，通常支架位置越高，症状越明显。护士应及时给予心理疏导，观察疼痛性质、部位、持续时间，并进行疼痛评分，遵医嘱给予镇痛剂。

4. 食物嵌顿　多为术后饮食不当所致，进食大块食物后嵌顿于支架上口，处理为内镜下推食物或捣碎食物后取出。

5. 穿孔或纵隔脓肿　临床少见，多与支架选择不当或导丝误伤食管壁，穿孔时患者有剧烈疼痛或饮水呛咳，立即通知医生，禁食水、补液和对症治疗。

6. 咳嗽　因食管支架或粒子的刺激作用所致。

第五节　出　院　指　导

1. 休息与锻炼　保证充分睡眠，劳逸结合，逐渐增加活动量，避免做重体力工作。

2. 饮食指导　坐位进食，细嚼慢咽，不可暴饮暴食，禁食冷、热食物及粗纤维、大块状食物，并在餐后饮流质或水，防止支架堵塞。

3. 自我管理　告知患者若出现进食困难、梗阻、呕血、黑便、疼痛加重等情况及时就医。

4. 出院防护　详见第十六章。

5. 定期随访 遵医嘱术后每 2 个月复查 1 次，1 年后每 4 个月复查 1 次，坚持后续治疗。

（高 岚编写 王攀峰校对）

∽ 参 考 文 献 ∽

1. 李麟荪,徐阳. 介入护理学. 北京：人民卫生出版社,2015.

2. 王俊杰,张福君. 肿瘤放射性粒子治疗规范. 北京：人民卫生出版社,2016.

3. 莫伟,方元. 临床实用介入专科护理手册. 长沙：湖南科学技术出版社,2014.

4. 李乐之,路潜. 外科护理学. 第 5 版. 北京：人民卫生出版社,2012.

5. 曹伟新. 外科护理学. 北京：人民卫生出版社,2012.

第十三章

胆道粒子支架植入治疗的护理

第一节 概　　述

恶性胆道梗阻是各种恶性肿瘤性病变导致直接或间接胆道梗阻,病因复杂,发病隐匿,临床症状常不典型,患者预后较差。化疗、姑息性胆道减压、支持治疗可提高患者生活质量。然而,除某些高分化的胆系肿瘤外,化疗整体疗效不理想,胆道周围脏器对外照射治疗敏感、耐受性差,传统外照射治疗的照射野常包括邻近未受到肿瘤侵犯的正常淋巴结、血管等组织,容易引起严重的十二指肠/幽门溃疡、狭窄等放射性损伤。目前国内学者将粒子支架延伸应用至恶性胆道梗阻,研发出由粒子携带装置和普通胆道支架两部分组成的支架置入联合粒子近距离照射系统,取得了较好的临床疗效。

一、适应证

胆管恶性狭窄闭塞:胆管癌、胆囊癌、肝癌、肝门部肿瘤、胰腺癌、胰十二指肠区肿瘤等直接侵犯、压迫胆管造成狭窄闭塞。

二、禁忌证

1. 明显出血倾向。
2. 大量腹水。
3. 肝功能衰竭。
4. 胆管广泛狭窄者。

第二节　术 前 护 理

一、心理护理

针对不同患者的心理状况,进行相应的知识宣教,使患者了解手术的原理、操作过程、预后如何,介绍科室治疗成功的例子,让患者之间互相交谈,了解治疗效果,缓解焦虑紧张情绪,更好地配合手术。

二、一般护理

1. 饮食指导　指导患者进食高蛋白、高维生素、低脂、无刺激性食物、易消化的清淡饮食,加强营养。应多饮水,多吃米汤、豆浆等食物,以降低胆汁黏稠度,有利于胆汁的分泌与排泄。禁烟酒。术前 4 小时不进固体或难消化食物,少吃甜食,避免腹胀。对于一般情况较差者,应先建立静脉通道给予营养支持治疗。

2. 术前检查　术前应完善三大常规、肝功能、肾功能、电解质、凝血常规、心电图、X 线片、超声及 CT 检查等,以明确病变部位、范围。

三、专科护理

1. 详细了解患者的既往史、过敏史、疾病的发展。观察及评估患者黄疸严重程度,以及皮肤是否有瘙痒、破损;评估大便的性状及颜色;观察及评估有无乏力、食欲缺乏、消瘦等状况。

2. 皮肤护理　指导患者每天用温水擦洗,勤换衣裤,勤洗手、勤剪指甲、皮肤瘙痒时勿抓挠,可以采用拍打方式缓解。禁用肥皂液、烫水擦洗皮肤,防止皮肤出血及感染。

四、术前准备

1. 病情允许情况下,术前一晚嘱患者沐浴更衣。
2. 术前一晚保证充足的睡眠。对于入睡困难者,可适当给予小剂量镇静催眠药,使其充分休息。

3. 术前 4 小时禁食,根据患者情况术前 15 分钟肌内注射地西泮或山莨菪碱等。术前半小时嘱患者排尽尿液。

4. 建立静脉通道,应用留置针以备术中用药。

五、用物准备

1. 药品准备　肾上腺素、阿托品、地塞米松、蛇毒血凝酶、利多卡因、造影剂。

2. 物品准备　一次性手术包、B 超机、三通、刀片、PTCD 穿刺系统、胆道支架及输送系统、碘粒子、小镊子、铅手套、外引流管、空针。

第三节　术 中 护 理

1. 协助患者平卧介入手术台上,嘱患者放松、配合治疗。不随意移动双手,以免污染消毒区域。

2. 连接氧气装置,使用心电监护仪监测患者心率、心律、血压、血氧饱和度等情况。注意观察患者疼痛的情况,及时有效地识别、预防、处理迷走神经反射的发生,如患者出现心慌、冷汗、呼吸困难、心率减慢等症状即可判断发生迷走神经反射,应立即停止操作,给予阿托品 0.5mg 静脉推注。

3. 协助医生装配胆道粒子携带装置,固定导丝,递送合适的支架植入系统。

4. 支架植入后,使用 γ 射线检测仪检测患者、CT 床、器械台、地面、植入器械及术者身体有无粒子残留。由术者、护士、技术员 3 人在放射性粒子使用登记本上签字,确定粒子的来源、去向、存储等,应符合国家放射性物质使用登记。

5. 观察患者术后反应 15 分钟,如无不适主诉,可护送患者返回病房。

第四节　术后的观察与护理

一、一般护理

1. 休息与运动　术后平卧 2 小时后改半坐卧位休息,有利于胆汁的引流。术后 24 小时可以下床活动,避免剧烈活动。

2. 病情观察　术后遵医嘱监测生命体征 2 小时 1 次、连续监测 4 次,平稳后停测,严密观察患者体温、脉搏、呼吸、血压、神志等变化。查看患者穿刺点有无出血、渗液,查看敷料是否清洁干燥及管道引流情况。

3. 饮食护理　术后 2 小时给予高蛋白、高维生素、低脂肪、低胆固醇、易消化食物,忌食肥肉、油煎油炸、浓茶、咖啡、辛辣刺激性食物。注意补充水分,促使对比剂排泄。

二、专科护理

1. 术后严密观察皮肤、巩膜黄染及精神状态改善情况。同时观察大便的性状及颜色,由于胆管梗阻解除后,大量胆汁进入肠管,可引起肠蠕动亢进。如大便不成形或腹泻者,注意饮食调整。

2. PTCD 引流管的护理

(1)密闭和妥善固定:引流的整个装置需衔接紧密,避免渗漏。妥善固定,避免引流管拉脱。

(2)保持通畅:严密观察外引流者引流管的位置,保持引流管通畅,避免打折、扭曲。

(3)密切观察并记录胆汁颜色、质量、量。正常胆汁颜色呈深黄或金黄澄明液体,一般介入术后 1~2 天内胆汁有少量血性引流液,主要是手术中黏膜创伤及术中残余血所致。

(4)每周按无菌操作原则更换引流袋 1 次,避免引流袋的位置高于引流口,防止逆行感染。

(5)保护引流管周围的皮肤:腹壁引流管出口处覆盖无菌敷料,保持穿刺点局部清洁干燥,如有渗漏及时更换敷料。

(6)引流管保留 2 周后行胆道造影,了解支架通畅情况并拔除外引流管。

三、并发症护理

1. 出血　密切观察并记录患者心率、血压等生命体征的变化以及引流液颜色性状的改变,观察患者穿刺点局部有无渗血等情况。注意观察患者腹部体征,若短时间内,患者腹围增大、移动性浊音范围改变或肠鸣音增强或减弱都应提高警惕,防止隐性出血的发生。术后密切观察患者的尿量和大便的颜色,以判断是否有血容量不足和肠腔内出血的可能。

2. 感染　梗阻性黄疸患者术前多伴有胆道感染,穿刺过程可将细菌带入血内,患者术后出现寒战、发热等菌血症的表现。对症护理多可见效,寒战时给予保暖,高热患者遵医嘱给药,并注意解释和心理护理。密切监测体温变化,必要时做血培养。

3. 气胸和液胸　PTCD 穿刺可能误穿胸腔,引起气胸、液胸等胸腔并发症。术后应注意观察患者呼吸情况,观察有无呼吸困难、刺激性咳嗽等状况,如有异常,及时通知医生,妥善处理。

4. 胆瘘　胆汁漏入腹腔可引起胆汁性腹膜炎,属严重并发症。大量胆瘘因有腹膜炎表现而容易被发现,但对于一般情况较差患者,可仅表现为腹胀,而腹痛及反跳痛可不明显。因此术后患者腹部体征的观察是护理工作的重点之一。一旦出现腹膜炎征象,立即告知医生处理。引流后期出现胆汁沿引流管漏出至腹部皮肤,应及时更换穿刺部位敷料,必要时应用液体敷料保护皮肤。

5. 胰腺炎　患者表现为术后突然剧烈腹痛,可由高脂饮食诱发,急查血、尿淀粉酶可确诊,多见于引流管植入术后,需回撤引流管袢至胆总管下端并行抑制胰酶分泌及禁食等治疗。术后指导患者禁食,6 小时后恢复半流质饮食,3~5 天后根据黄疸消退及胆汁颜色变化等情况过渡为低脂软食。

第五节　出院指导

1. 休息与锻炼　注意休息,保证充分睡眠。卧床时宜采取半卧位休息,利于呼吸,控制炎症的局限,促进引流。合理活动,减轻胃肠道胀气,增进食欲,避免碰撞腹部和剧烈运动。

2. 饮食指导　饮食应高热量、高维生素、优质蛋白、低脂、易消化,少食多餐,避免油腻、刺激性的食物。

3. 自我管理　告知患者若出现腹痛、寒战、高热、黄疸等情况应及时就医。

4. 防护　详见第十六章。

5. 定期随访　遵医嘱术后每 2 个月复查 1 次,1 年后每 4 个月复查 1 次,坚持后续治疗。

（高 岚编写　王攀峰校对）

参 考 文 献

1. 李麟荪,徐阳. 介入护理学. 北京: 人民卫生出版社,2015.

2. 王俊杰,张福君. 肿瘤放射性粒子治疗规范. 北京: 人民卫生出版社,2016.

3. 莫伟,方元. 临床实用介入专科护理手册. 长沙: 湖南科学技术出版社,2014.

4. 李乐之,路潜. 外科护理学. 第 5 版. 北京: 人民卫生出版社,2012.

5. 曹伟新. 外科护理学. 北京: 人民卫生出版社,2012.

第十四章

放射性粒子治疗手术室的管理

第一节　手术室的设置

放射性粒子治疗手术是在影像设备的导向下将具有包壳的放射性核素埋入组织间进行的放射治疗,是针对实体肿瘤的一种微创介入治疗技术,需要在一定的环境和条件下开展;因此介入手术室的整体布局除了要符合手术室的无菌要求外,还需要特定的工作环境,开展该项医疗技术,应具有自身特色的介入手术室。

一、手术室的选址

手术室的选址既要方便患者的检查和治疗,又要考虑周围环境的安全。手术室应设在安静、清洁、便于和相关科室联络的位置;远离锅炉房、修理室、污水污物处理站等,以避免污染,减少噪声。一般可设在建筑物底层的一端或单独设置,并要靠近各临床科室。

手术室不能装对外窗户,依靠空调、空气净化装置进行室内空气交换及温度调节。

二、手术室的整体布局

手术室应按外科手术室的要求严格划分为限制区、半限制区和非限制区。限制区包括机房、无菌物品放置间等;半限制区包括控制室、洗手间、敷料器械准备间等;非限制区包括更衣室、办公室、候诊室、污物处理间等。非限制区应设在入口处,与限制区、半限制区有门隔离,工作人员及进修医师、研究生、实习医师等不得随便进入限制区和半限制区,以利于介入手术室的无菌及管理。更衣室设在非限制区,男女分设,更衣后可直接进入限制区和半限制区。卫生间设在更衣室内,远离机房、控制室、计算机室,有利于保持机房的湿度在正常范围内;同时各区域间的标志需醒目并且应做好放射性标志。

手术室出入路线的布局设计需符合功能流程与洁污分区要求,应设三条出入路线,一为工作人员出入路线,二为患者出入路线,三为器械敷料等循环供应路线,避免交叉感染。

三、各主要房间的配置

1. 手术间的室内布局及主要配备　为了减少散射线对人员的影响,手术间的室内应宽敞,有足够的使用面积,不但有利于操作和患者进出,还可以减低室内 X 线散射量。机房内仅放置必备的设备,如影像引导设备(B 超、螺旋 CT 或磁共振 MR 等)、手术器械台、壁柜(内放无菌器械包)、急救车(放置急救药品、物品)、氧气、吸引器、心电监护设备、吊式无影灯、吊式铅屏、高压注射器、温湿度计等。手术间的温度调节非常重要,应有冷暖气调节设备。空调机应设在上层屋顶内,室温保持在 24~26℃,相对湿度以 50% 左右为宜。

2. 洗手间　专供手术者洗手用,设在两个机房之间,手术者洗手后直接进入机房。洗手间装备有洗手池、冷热水龙头和脚踏开关、消毒液、电钟及感应吹干机。

3. 无菌物品库房　应设在紧靠机房的限制区内,各种粒子穿刺针、粒子分装器、穿刺推杆等粒子植入治疗用的诸多器材按有效期顺序放置在柜内,保持清洁、干燥、整齐,使之规范化,并由专人负责保管,便于检查,物帐相符。室内装有空气消毒装置,定期消毒。

4. 计算机机房　必须保持低温干燥,除维修人员外,其他人员不得入内。

5. 控制室　与机房仅一墙之隔,墙中间装有铅玻璃,便于控制室人员与手术者的配合。控制室内装有系统控制台,室内配有温湿度计。

四、放射治疗计划系统

1. 放射性粒子治疗属于放射治疗的内照射治疗,因此手术实施前,必须根据病情,设计制订放射治疗计划,保障患者获得正确的治疗方案和高质量的放射治疗,降低对正常组织的副作用。因此,实行放射性粒子植入术必须配备放射治疗计划系统(radiation therapy treatment planning system,TPS),用以设计粒子植入治疗计划;其本质上是一套计算机的软、硬件系统。

2. 手术实施中,在影像引导下进行粒子植入手术,根据剂量分布要求,可选用均匀分布或周缘密集、中心稀疏的布源方法。植入放射性粒子时,根据术中具体情况再次应用TPS进行剂量优化,要求:①正确勾画实际肿瘤靶区;②重建核算植入针及粒子数;③计算靶区放射性总活度;④调整粒子位置,纠正不均匀度,保护靶区相邻的重要器官。

3. 手术结束后,需要应用TPS进行剂量验证,核实体内所接受的照射剂量与计划系统所设计的照射剂量是否一致,从而指导下一步的诊疗。因此,TPS贯穿放射性粒子治疗的全程,在手术室中具有其独特和必不可少的地位。

第二节　手术室的设备管理

放射性粒子治疗手术室中的设备除了常规的手术室内设备(包括手术台、器械台、无影灯、麻醉机、阅片灯、心电监护设备、中心供氧、中心吸引、输液设备、时钟等),还应具有B超、螺旋CT或磁共振MR等手术操作影像引导设备等。

设备管理的主要内容包括:验收、建立档案、考核、使用、维护保养、保管、制度的制定和监督实施;主要由专人统一进行管理。

一、手术室仪器设备的常规管理制度

1. 手术室所有的仪器设备均应办理相应的出入库手续。

2. 入库仪器登记造册(贵重仪器登记本)填写内容　仪器的名称、编码、型号、数量、购买时间及配件。收集资料包括使用说明书、操作手册、维修手册等,并分类保管。

3. 使用前进行操作培训,制作操作流程及使用登记本,随机携带,使用后及时登记。

4. 手术室各种仪器设备均定点放置、专人管理,使用后应立即放回固定的位置。

5. 设立设备检查组,负责每半个月检查手术室各种仪器设备的完好性,并及时登记、反馈。

6. 每半年负责人对手术室内所有仪器设备对照固定资产卡片进行清查一次,做到账实相符。

7. 设备故障由设备维修专职人员进行维修,并做维修记录。

8. 设备日常使用应按操作流程正确执行,如发现异常,及时报告护士长,因违规操作导致设备损坏,按规定处罚。

9. 每天工作完成后,做好设备的清洁工作,避免脏污及粉尘等造成设备故障。

10. 对于医疗设备由于损坏、破旧不能修复需要报废的设备,应按规定填写报废单,执行报废流程,并登记在册。

二、放射性粒子手术影像引导设备的管理制度

1. 设备机房必须达到国家防护标准;操作人员必须具备相关证件才能上岗操作。

2. 操作人员必须知晓相应的放射防护知识、操作时的注意事项及遇到突发事件时的应急措施。

3. 手术进行前,操作人员凭临床医师开具的申请单进行登记、检查,并仔细核对患者姓名、性别、年龄、科室、床号、住院号、手术部位等,严格执行患者身份识别制度、查对程序和技术操作常规;并对手术患者的病情有初步的了解。

4. 严格遵守操作规程,尊重和保护患者的隐私,切实做好医患双方的放射防护工作,定期联系相关部门对设备进行剂量检测。

5. 每次使用前要检查各种连接线是否正常连接,性能是否完好,是否连接地线。按要求进行试机,发现问题及时处理,调试正常后才能使用。常规使用的仪器设备应固定放置,不宜随便挪动,确有需要搬动时,动作轻柔,避免碰撞,以免损坏设备。

6. 不要拆散配套使用的仪器,以免因拆散造成损坏或松动而影响工作。

7. 定期对设备进行巡检,发现隐患和故障应及时解决,确保设备随时处于正常状态。

8. 遇到突发事件应该及时按下急停开关,并切断电源,保证人员及设备安全。

第三节 手术室的器械管理

放射性粒子植入手术中应用的主要器械为粒子植入器械,其包括:粒子消毒盒、粒子分装盒、粒子穿刺针、粒子枪等。该类物品一律由手术室负责申领、保管及统一提供使用。

一、手术室器械管理制度

1. 建立手术器械专柜,按专科进行分类放置,专人管理。

2. 手术器械包按手术所需进行器械组合,建立手术器械清点本以便于清点,避免丢失。

3. 器械护士术前一天根据手术通知单准备常用及特殊专用器械。

4. 严禁将手术器械拿出手术室或私自挪为他用或更换。本院医生、进修医生、实习医生不许私自携带手术器械在手术室使用。

5. 手术器械使用后擦干血迹,检查完整性后送往消毒供应中心消毒灭菌。

二、手术室器械使用制度

1. 各介入临床科室及介入手术室不得擅自使用医院未招标材料,必须由采供处、医学装备部或设备科统一进货验收,并进行详细登记。

2. 介入手术室按需领取介入耗材,使用时进行详细登记,已用及未用器械进行认真统计,对体内植入耗材(如粒子)进行使用登记,并有跟踪记录。

3. 相应科室应当按照无菌器械存放要求,妥善保管无菌器械并与其他医疗器械分区储存。

4. 凡需进入介入手术室使用的医用材料由介入手术室统一领取管理,任何科室、个人不得私自将材料带出介入手术室。

5. 使用前应将使用目的、材料类型、基本价格、手术风险告知患者或其家属,并请患者或家属在知情同意单上签名认可。操作者当按照操作规程检查无菌器械包装,对小包装出现破损或者超过有效期等情形的无菌器械应当停止使用。

6. 对消毒器械和一次性使用医疗器材相关证明进行审核。一次性使用的医疗器械按相关法律规定不得重复使用;对于按规定可以重复使用的医疗器械,应当严格按照要求清洗、消毒或者灭菌,并进行效果监测。医护人员在使用各类医用耗材时,应当认真核对其规格、型号、消毒或者有效日期等,并进行登记及处理。

7. 在使用植入人体内的人工材料、介入治疗等材料时,必须将材料的有关厂名、生产材料批号等证明单粘贴在手术记录单上。

8. 没有批准的材料一律不能使用,否则由此产生的一切后果由使用者个人承担全部责任。

第四节　放射性粒子的管理

开展放射性粒子植入治疗的医疗机构和负责医师应具有相应资质并经相关部门批准;并且手术室内需配备测量放射性粒子活度的活度计以及探测光子能量下限低于 20keV 的辐射防护监测仪;手术室内具备对放射性废物处置的设施和技术方案;针对废弃和泄露的放射性粒子应放置在铅罐内,退回厂家。

一、放射性粒子的储存管理

1. 待用的放射性粒子应装入屏蔽容器内,并存放于专用房间。该房间应防火、防潮及防盗。

2. 建立放射性粒子出入库登记制度。植入前,详细记录从容器中取出的放射性粒子编号、日期时间、入库活度及数量、送货人、接收人、出库活度及数量、去往场所、出库经手人、接收人等。

3. 定期检查放射性粒子的实际库存数量及贮存场所,对库存中的粒子应标明其用途。

4. 每个贮存器均应有标签,在标签上标明放射性粒子的活度及数量。

5. 放射性粒子植入术前,应至少抽取 10% 作为源活度的质量检测。

二、放射性粒子的使用管理

1. 建立放射性粒子入库、库存、出库登记制度,保证放射性粒子来源去向可追溯。在实施本技术治疗的患者住院病历中留存放射性粒子相关合格证明文件。

2. 根据患者病情及术前 TPS 计划,由粒子的直接使用科室在使用前向医院药库或供应厂商提出需要使用的粒子及数量。

3. 所有交接手续在粒子密闭的情况下进行,如果进行了拆封核对,在核对后必须保证将所需粒子装入带有屏蔽的植入舱内,用放射计量仪进行检测,确定植入舱外零辐射。

4. 供应室接到消毒单后,再次检测确认粒子植入舱零辐射。确认无误后,供应室采用高温消毒的方法予以消毒。消毒结束,领取交接时,需再次检测辐射情况,确认零辐射后,由使用科室领走,供应室登记备案。

5. 使用前应至少抽取 2% 的放射性粒子,采用适当方法进行泄露检测,确认其完整性及安全性。如发现泄露,应将同批次放射性粒子退回厂家。

第五节　手术室的药品管理

一、药品管理制度

1. 手术室设立药品间、药品柜及急救车,药品间必须有空气消毒设备或者有空气净化设备,并且保持清洁干燥,温度为 22~26℃,避免高温,符合放置无菌物品要求。

2. 指定 1 名护士专门负责药品管理工作,负责每天的清点、整理及每周的清领工作。

3. 肌内注射、静脉用药须与外用药分开放置,统一贴上标签。标签纸颜色有所区别。肌内注射、静脉用药为蓝色,外用药为红色,并注明药品名称、浓度和剂量。对于易燃、易爆药品、对人体有损害的药品,应妥善保管,远离火源及人群,并写有明显警句提示他人。

4. 麻醉药、剧毒药和贵重药必须上锁,建立严格的领取制度,由护士长和管药护士共同管理。每天清理毒麻药处方和基数,发现不符及时查明原因。

5. 生物制品、血制品及需要低温储存的药品应置于冰箱内保存,每周定期派人清理 1 次,保持冰箱内整洁。

6. 药品基数不宜太多,以免过期。一般常用药品每周领取一次,不常用药品每月领取 1 次,麻醉药、贵重药则根据每天使用情况领取。

7. 定期检查药品柜的存药。如发现过期、变色、浑浊或标签模糊不清的药品，应坚决丢掉，不得使用。

二、药品使用制度

1. 坚持查对制度，做到"三查"，即备药时查、给药时查、给药后查。"七对"：对药名、剂量、浓度、用法、失效期、质量及时间。如为口头医嘱，护士必须在听到医嘱后重复 2 次，与医生进行核对后方可给药，要求医生在术后及时补开医嘱并签字。

2. 手术室用药要求快速、及时、准确，抢救患者时更是分秒必争，护士应熟悉常用药品的药理作用、用途、剂量、用法、不良反应和配伍禁忌等，以利于抢救工作的配合。

3. 在静脉输液内加入药品时，必须贴上醒目的标签，注明药物名称、剂量、输液速度，并签字。

4. 使用加压输液泵时，要密切注意液体量，避免液体走空后，大量气体被压入血管，形成气栓。

5. 节假日所需药品应准备充足、齐全，建立单独的交班本，认真清点，仔细核对。

三、特殊药品使用制度

1. 在协助麻醉师给予麻醉药物及扩血管、强心、利尿等药物时，要缓慢推注，给药途径遵医嘱执行。密切观察患者心率、血压、尿量等病情变化。

2. 对于糖尿病、高血压等慢性病患者，严格遵医嘱应用术中药物，在术中实时监测，如有异常，应及时汇报医生和麻醉师。

3. 输入血液制品时，应两人核对，并在输血安全登记本上两人签字，输血完毕应认真填写输血回执单，如发生输血、输液反应，应立即停止输血和更换输液全套，保留并送检，以便查找原因。

4. 手术室外用消毒剂较多，护士必须了解每种消毒剂的用法、有效浓度、达到消毒的时间以及对人体和物品有无损害等特点，根据患者的状况及手术部位的不同，指导手术人员正确使用。

5. 在术前和术中给予抗生素时，必须看到 3 天内皮试阴性的结果或者患者前 1 天使用该药的记录,方可使用。

第六节 手术室的感染控制

放射性粒子治疗手术室同外科手术室一样,要有严格的无菌消毒制度,定期清扫消毒,保证无菌操作,预防感染。在大多数医院,放射性粒子治疗手术室往往还会进行其他的一些非血管内接入治疗;每次穿刺治疗结束后要及时清扫。粒子植入手术与胸腹腔脓肿穿刺应分开进行;若只有一个手术操作间,应先行粒子植入手术治疗再行脓肿穿刺。

一、手术室的布局与流程符合要求

1. 布局合理,洁污分开。手术室的整体布局要符合外科手术室的无菌要求,还要有适合工作的环境。

2. 设医务人员通道、手术患者通道及污染通道。卫生间要远离机房、控制室、计算机室,有利于保持机房的湿度在正常范围内。

二、环境管理要求

1. 日常清洁工作 手术室内物品必须保持整洁无尘,地面清洁无污渍。每次手术前后用清水湿式擦拭各种设施物表、地面,局部被患者体液、血液、分泌物、排泄物污染时,量小于 10ml 时可用清水擦拭干净,再用 500~1000mg/L 含氯消毒液擦拭消毒;量大于 10ml 时,先将污染物、排泄物吸附掉后再清洁和消毒。辅助用房及走廊每天湿扫 2 次。

2. 不同区域的保洁工具(抹布、拖把)应分开使用,每次用后清洁消毒后悬挂晾干(最好使用不易掉纤维的织物)。

3. 接送患者推车应每天清洁消毒,车上物品保持清洁。如被污染,应及时更换。

4. 配备与手术间大小相匹配的循环风动态空气消毒机,每天 2 次消毒,并记录。每周对室内物表、门窗、动态消毒机风口彻底清洁,每月清洗动态空气消毒机滤网和空调滤网。

三、工作人员感染管理要求

1. 凡进入介入手术室的工作人员必须换鞋、更衣、戴帽子,进入无菌区戴口罩,要做好自身防护。

2. 患者入室应在清洁区换鞋或由推车经患者通道进入手术间。

3. 限制其他人员进入,患有上呼吸道感染、皮肤化脓性感染或其他传染病的工作人员不得进入手术室。

4. 手术者操作前应严格按照外科洗手法洗手,手术时严格执行无菌操作规程,其他人员做好卫生洗手;不应在手术者背后传递器械和用物,坠落在手术器械台面以下的器械和物品应视为污染。

5. 手术结束后,脱下手套、手术衣放到指定位置,洗手后离开。

6. 对于使用后的铅衣,应用95%酒精擦拭。有污染物及血渍时,用500mg/L含氯消毒液擦拭消毒。

7. 按照规范要求做好终末处理,进行医疗废物的分类收集、每天交接登记。

8. 有传染病或需隔离的患者尽量使用一次性用品,按照其疾病的隔离要求采取相应的隔离措施。手术结束后按照《医疗机构消毒技术规范》做好物品、环境的消毒处理。

四、手术器械及一次性物品管理

1. 所有器械包、敷料必须由消毒供应中心进行清洗消毒,严禁采用浸泡消毒方法灭菌。

2. 无菌物品包和一次性用品分类放置,确保在灭菌有效期内。

3. 医务人员使用无菌物品和器械时,应当检查外包装的完整性、包外化学指示胶带、包内指示卡和灭菌有效日期,如有疑问不得随便使用。

4. 对于所有灭菌手术器械包外信息和有关条码,应在使用后贴于病历,以便于追溯。

5. 凡一次性无菌物品必须由医院统一采购,包装符合要求,有灭菌方法、批号、有效期标识。一次性物品应当一次性使用,不得重复使用。

6. 一次性物品存放要求　放置在阴凉干燥的货架上,距地面≥20cm,距墙壁≥5cm,距屋顶≥50cm。

7. 粒子穿刺针放于专用柜内,专人保管,做好登记,使用后作为感染性废物处理。

五、监测和记录

1. 使用含氯消毒剂浸泡毛巾、湿化瓶、吸引瓶等应当每天更换、测试含氯浓度并记录。

2. 每季度进行手术间空气菌落数,医务人员手表面、物表菌落数、使用中消毒液染菌量监测并记录。

3. 科室内成立感控小组,每月有质量检查记录,每季度有活动记录和感染管理知识培训记录。

4. 有空气循环风动态消毒记录和过滤网清洗更换记录。

（李 征编写　赵文利修改）

参 考 文 献

1. 毛燕君,许秀芳,李海燕. 介入治疗护理学. 第 2 版. 上海:人民军医出版社,2013.

2. 马明星,王贤波. 介入手术室的管理. 中国继续医学教育,2013,5(12):59-60.

3. 张欣,孙京昇,王培臣,等. 放射治疗计划系统标准体系构建. 世界标准化与质量管理,2014(8):34-36.

4. 高文. 如何加强手术室设备的管理. 当代医学,2011,17(6):27.

5. 王彩虹,邵辉. 介入手术室仪器设备管理体会. 综合医学,2014,(12):370-371.

6. 史红,黄西萍,李亚娟. 介入手术室质量管理探讨. 航空航天医学杂志,2012,23(10):1271-1272.

7. 金凤,马宁,杜娟. 手术室器械管理. 中国误诊学杂志,2007,7(12):2856-2857.

8. 霍然,王丽娟,王燕. 浅谈手术室器械管理. 中国实用医药,2011,6（34）:273-274.

9. 刘小玲,罗江霞. 手术室器械管理方法的改进与效果. 护理管理杂志,2008,8（11）:48-49.

10. 计幼苗. 手术外来器械管理存在的问题及对策. 中国实用护理杂志,2010,26（12c）:67-68.

11. 中华人民共和国国家职业卫生标准（GBZ 178-2014）. 低能γ射线粒籽源植入治疗放射防护要求与质量控制检测规范,2014.

12. 王俊杰,张福君,张建国,等. 肿瘤放射性粒子治疗规范. 北京:人民卫生出版社,2016.

13. 庾竹筠,杨玉珍,陈萍. 放射性粒子植入术临床护理的防护管理. 广州医学院学报,2005,33（3）:60-61.

14. 陈克敏,王忠敏,黄钢,等. 放射性粒子组织间植入治疗技术指南的建议. 第九届全国消化道恶性病变介入诊疗研讨会暨2009消化介入/内镜新技术国际论坛.

15. 丁晓梅,张秀丽. 手术室药品管理. 内蒙古中医药,2013,（36）:83-84.

16. 胡滨江. 手术室药品管理体会. 中国实用护理杂志,2012,（28）:228.

17. 陈灵,张婉婷. 手术室药品管理与风险防范. 中国生化药物杂志,2012,33（5）:673-674.

18. 孙丽珍. 手术室药品管理的方法. 医药管理,2015（12）:191-193.

19. 左文军. 浅谈手术室常见药品的管理措施. 世界最新医学信息文摘,2013,13（31）:209.

20. 万里. 手术室药品安全管理. 中外健康文摘,2012,9（31）:390-391.

21. 潘爱娣,罗淑凤,范晓芬. 介入手术室医院感染的管理与控制. 医院管理,2013,（9）:399.

22. 张国富,王向阳. 介入手术室的感染预防控制及管理. 中国医院感染学杂志,2005,15（4）:430.

23. 张凤霞. 介入手术室医院感染的预防与控制. 医学影像学杂志,2010,20（6）:908-910.

24. 赵国华,姜洪. 介入室的无菌管理. 临床合理用药杂志,2011,4（2）:128.

第十五章

放射性粒子治疗的体位固定

第一节　体位固定的意义

放射性粒子组织间近距离治疗肿瘤有 100 余年的历史,近年来在临床上更是广泛应用,对不能根治手术及复发、转移癌疗效显著。近 20 年来,随着低能量核素研制成功,CT 引导系统和计算机三维治疗计划系统结合使放射性粒子治疗剂量更精准,但手术时间相对较长,体位固定困难。体位固定是治疗计划与执行过程中极其重要的环节,良好的体位固定不仅能保护靶区周围的重要器官,还能直接影响治疗的效果,因此体位固定很关键。应用体位固定器对 CT 引导放射性粒子植入治疗患者进行体位固定,增加了舒适度,提升了定位精确度,减少了重复扫描的额外辐射剂量。

第二节　体位固定的物品准备

1. 医用体位固定器　放射性粒子植入手术常用的体位固定设备为医用体位固定器又名负压真空垫,用于肿瘤患者治疗过程中的体位固定,产品外膜为进口 PU 面料,采用新型环保复合材料,无毒、抗静电、耐高温。内为可发性聚苯乙烯颗粒填充,重复压边,气密性好,气嘴自动封闭,大大提高了定位的安全性、精准性。

常用型号:(图 15-1)

头肩部真空垫 120×80×5cm

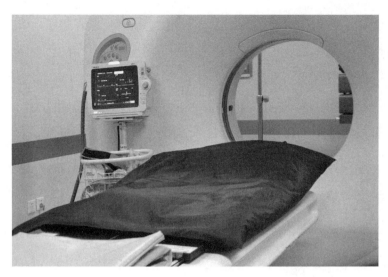

图 15-1　真空垫

胸部真空垫 $170 \times 100 \times 40cm$

腹部真空垫 $190 \times 100 \times 40cm$

2. 负压真空泵　负压真空泵,即微型真空泵。有一进一出的抽气嘴、排气嘴各一个,并且在进口处能够持续形成真空或负压,排气嘴处形成微正压(图 15-2)。

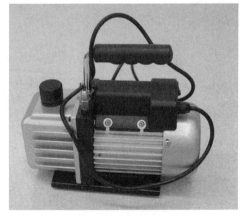

图 15-2　负压真空泵

基本原理:利用电机的圆周运动,通过机械装置使泵内部的隔膜做往复式运动,从而对固定容积的泵腔内的空气进行压缩、拉伸形成真空(负压),在泵抽气口处与外界大气压产生压力差,在压力差的作用下,将气体压(吸)入泵腔,再从排气口排出。

第三节　体位固定的方法

负压真空垫有多种规格,根据手术部位、患者体位选择负压真空垫,将负压真空垫平铺于 CT 扫描床上,上铺棉制大单或一次性中单,使负压真空袋内颗粒均匀分布。患者卧于负压真空垫上,根据手术要求采取仰卧、俯卧或侧卧位。仰卧和侧卧位双手交叉放置额头,俯卧位双手伸平,放于耳侧。嘱患者放松,取自觉舒适位置,连接真空管与真空泵,真空垫负压抽取真空,同时两人从两侧向患者推紧固定垫,使固定垫紧贴身体两侧,包住双肩,头颈部呈围绕式包裹塑形,防止向两侧晃动。根据手术不同部位,选择不同的固定方法(图 15-3)。

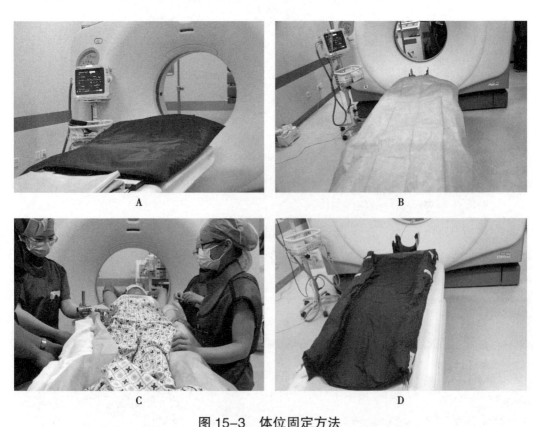

图 15-3　体位固定方法

A. 真空垫;B. 真空垫塑形前;C. 真空垫塑形中;D. 真空垫塑形后

第四节　体位固定的效果

1. 体位固定的术前准备　CT 引导下放射性粒子植入治疗患者使用负压真空垫,术前对患者进行评估,包括年龄、肿瘤部位、手术体位,向患者讲解体位固定的重要性,得到患者的配合。

2. 体位固定的术中效果　术前定位时选择合适的负压真空垫,检查密封是否完好,将真空垫平铺于 CT 扫描床上,使袋内颗粒均匀分布。真空垫上铺棉制大单,患者卧于真空垫上,采取适宜穿刺体位,嘱患者身体放松,避免肌肉紧张,抽取真空,真空垫包裹身体防止晃动,可起到固定身体 Y 轴的作用。固定器紧贴身体两侧,防止身体移动,可起到固定身体 X 轴的作用(图 15-4~图 15-6)。固定后,询问患者感受,以舒适、无坚硬感为宜。手术复位时,嘱患者卧于术前定位时个性化塑形的真空垫上,使身体与真空垫完全贴合,手术过程中经常详细询问患者是否有压迫和疼痛感。

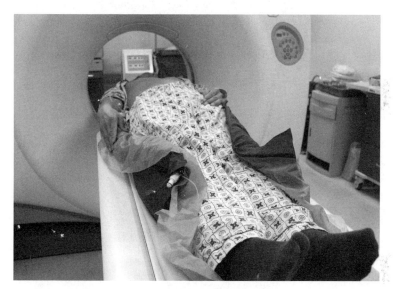

图 15-4　仰卧位固定

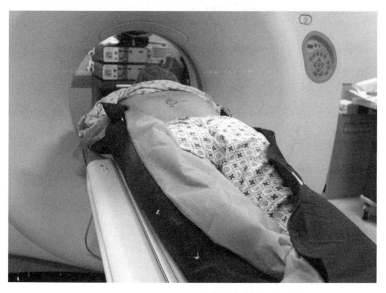

图 15-5　俯卧位固定

119

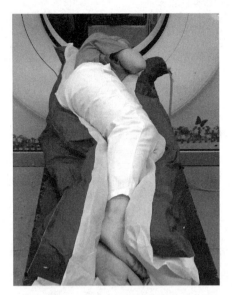

图 15-6　侧卧位固定

3. 体位固定器的术后处理　术后放掉真空垫内的负压,检查受压部位是否有压红、破溃。负压真空垫可重复使用,清水清洁后用 1∶200 有效氯溶液擦拭消毒。

体位固定器在 CT 引导放射性粒子植入治疗中的应用对患者起到了良好的固定作用,显著提升了定位精度,降低了重复扫描的额外辐射剂量。

（范京红编写　王攀峰校对）

∽ 参 考 文 献 ∽

1. 王俊杰. 3D 打印技术与精准粒子植入治疗学. 北京:北京大学医学出版社,2016.

2. 王俊杰,冉维强,袁惠书,等. 放射性 [125]I 粒子植入治疗头颈部肿瘤. 中华放射医学与防护杂志,2006,26:23-26.

3. 范京红,王俊杰,高阳,等. 体位固定器在 CT 引导放射性 [125]I 粒子植入治疗头颈部癌中的应用. 中华医学杂志,2014,94(35):2772-2774.

4. 刘晓光,袁惠书,刘忠军,等. 放射性粒子植入近距离照射治疗脊柱肿瘤. 中国脊柱脊髓杂志,2007,17(5):346-349.

第十六章

放射性粒子治疗的
护理防护规范

放射性粒子植入作为治疗肿瘤的方法之一已广泛应用于临床,其主要植入的放射性物质为 ^{125}I。^{125}I 粒子释放低能的 γ 射线,持续照射 240 天左右之后,可以永久性留在患者体内。

第一节　放射性粒子的辐射特点

一、^{125}I 粒子的介绍

^{125}I 粒子是常用放射性核素中的一种,因厂家不同,规格也不同,外形为圆柱形钛合金封装体,长 4.5~5mm,直径为 0.8mm,其内装有一枚长 3~3.25mm、吸附 ^{125}I 的银棒上。每颗粒子含有放射剂量为 0.4~1.0mCi(平均 0.6mCi),释放 94% 的放射剂量需要 240 天(图 16–1、图 16–2)。

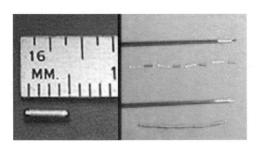

图 16–1　^{125}I 粒子外观图

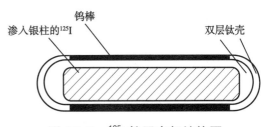

渗入银柱的^{125}I　　钨棒　　双层钛壳

图 16–2　^{125}I 粒子内部结构图

二、^{125}I 粒子的辐射特点

（一）^{125}I 粒子的物理特性

^{125}I 粒子是一种低能量核素,生物半衰期长,半衰期为 59.6 天,在衰变过程中释放平均能量为 35.5keV 的 γ 射线,同时释放能量为 27.4keV 和 31.4keV 的特征 X 射线,对于铅的半价层厚度为 0.025mm,射线的平均穿透直径为 1.7cm,只在肿瘤局部持续照射,而周围正常的组织几乎不受影响。^{125}I 粒籽源表面（0.07mm）的剂量率为 100Sv/h,距离放射源 1cm 剂量率则降至 5mSv/h。低能低剂量率的物理学特性既便于保存又易于防护,对患者和医务人员的伤害也相对轻微。^{125}I 粒子用钛合金封装后,作为一种固定物质被植入到肿瘤内。在粒子没有移位的前提下,它既不会吸收入血,也不会随大小便排出而导致环境的污染。

（二）^{125}I 粒子的辐射特点

1. 粒籽源与距离的关系　近放射源处剂量较高,距离源越远,剂量越低,辐射能量随距离的延长而显著减弱,剂量分布与源的距离平方呈反比。

2. 粒籽源与时间的关系　粒籽源半衰期为 59.6d,源植入后缓慢持续释放低剂量率放射线,一般按 3 个半衰期计算总的剂量。源植入的时间越长,辐射剂量越小,源与时间平方呈反比关系。

3. 粒籽源与剂量率的关系　剂量率是单位时间内粒子释放的射线强度。剂量率与活度有关,随活度下降,剂量率呈指数下降。任何时间的剂量率 = 初始活度 × 1.44 × 半衰期。源活度相同时,植入粒籽源活度越大,辐射剂量越大,源的活度与剂量率平方呈正相关。

第二节　放射性粒子治疗前的防护

^{125}I 粒子虽为低能量核素,但为了保障医务人员、家属和公众的健康和安全,避免个体发生电离辐射伤害,有必要制定有效的防护措施,要求与 ^{125}I 粒子有接触的工作人员掌握有效的辐射防护方法。

一、^{125}I 粒子产品的分装防护装置

1. 粒子操作箱　不同厂家的粒子操作箱有不同款式,主要用于分装粒子

时的保护装置,本章介绍的是便携式操作箱,为立方形结构,左右两边有侧孔,侧孔安装有铅袖套,用于工作人员把手伸到箱内操作。前面有一扇小门,作为放、取物品的通道。上方为铅玻璃,用于屏蔽射线,保护操作人员。屏蔽箱底部平台作为分装粒子的操作台,形成相对密闭的保护装置(图16-3)。

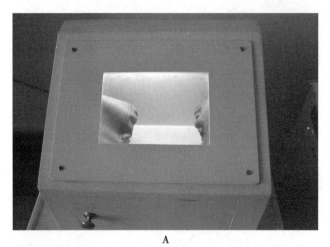

A

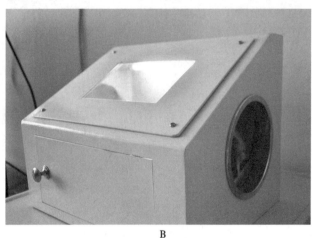

B

图 16-3　粒子操作箱
A. 正面图;B. 侧面图

2. 分装粒子时的防护屏　分装粒子时的防护屏专用于装载粒子时使用,其表面材料为铅玻璃,工作人员双手在铅玻璃下方操作,以屏蔽射线(图16-4)。

3. 粒子分装过程的防护　粒子分装过程需要使用的工具有:粒子承载皿、粒子仓、粒子仓装载盒、镊子、铅罐等。把粒子装载在粒子仓里,每个仓内可装10颗粒子,俗称"弹夹"(图16-5)。

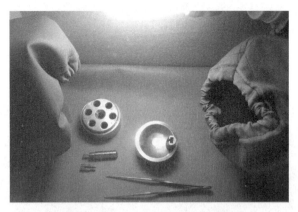

图 16-4 分装粒子时的防护屏

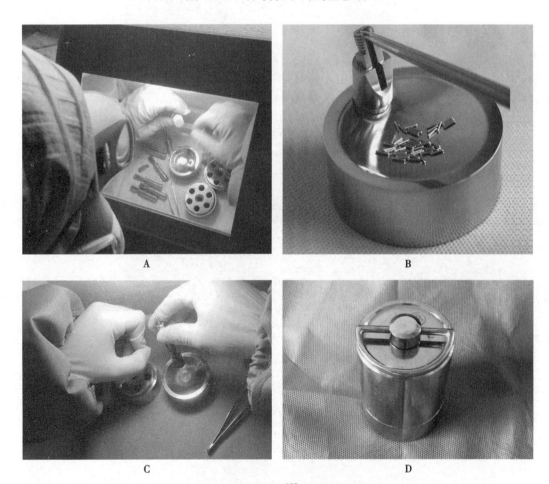

图 16-5 防护屏下 ^{125}I 粒子分装过程

A. 把粒子放到承载皿上；B. 用镊子把粒子放到粒子仓装载盒里；
C. 把粒子装载在粒子仓里；D. 把粒子仓（弹夹）放到铅罐里

工作人员常用的防护用品有铅衣、铅手套、铅眼镜、铅围脖等（图16-6）。

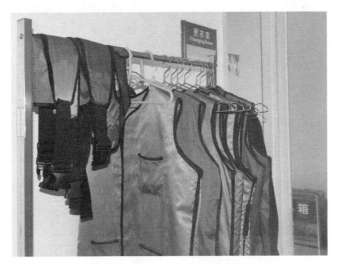

图 16-6 工作人员防护用品

二、粒籽源的消毒、储存和运输

1. 粒籽源的消毒 将放射性粒子在防护屏下先装入专用的粒子仓内，用高压消毒法进行消毒。一般使用正常循环121℃、15磅压力下消毒15~30分钟；或用热蒸气循环法133℃、30磅压力消毒3分钟。也可以用环氧乙烷气体消毒或将粒子放入有适当屏蔽作用的容器内用酒精浸泡30分钟消毒，术前再将其装入已消毒的专用植入枪内供使用。

2. 粒籽源的储存

（1）待用的粒籽源应装入屏蔽容器内，并存放在专用的房间。该房间应防火、防盗、防潮湿。

（2）应建立粒籽源出入库登记制度，植入前详细记录从容器中取出粒籽源的编号、日期时间、源名称、入库活度/数量、送货人、接收人、出库活度/数量、去往场所、出库经手人等。

（3）应定期检查粒籽源的实际库存数量及储存场所，对库存中粒籽源应标明其用途。

（4）应建立显示每个储存器的标签，在标签上标明取出粒籽源数量。

3. 粒籽源的运输 把消毒好的粒籽源装进屏蔽箱里进行运输（图16-7），包装表面的辐射剂量必须小于国家允许辐射剂量水平（5μSv/h），由厂家专职人员配送,采取使用当天送货,当天使用,剩余粒籽源由专人当天带走,不得把粒籽源留在医院保管,并做好交接记录。

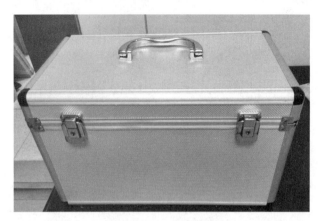

图 16-7 屏蔽箱

第三节 放射性粒子治疗中的防护

放射治疗师必须根据临床检查结果对患者肿瘤诊断进行分析,确定肿瘤体积和所需粒子总活度,并计算靶区所需粒子数量,在 B 超或 CT 引导下,通过植入针准确无误地将粒籽源植入肿瘤靶区部位。治疗前至少抽取 2% 的粒籽源,采用适当方法进行泄漏试验,确保它的完整性和安全性,发现泄漏,应将同批次的粒籽源退回厂家。如果粒籽源破损引起泄漏而发生污染,应封闭工作场所,将粒籽源封闭在一个容器中,控制人员走动,以免放射性污染扩散,并将场所人员去污。

一、屏蔽防护

医护人员的防护主要以屏蔽为主,操作中需要穿着铅衣、铅围脖、铅眼镜、铅手套等防护用品。防护衣的厚度为 0.25 毫米铅当量(mmPb)。对性腺敏感器官,可考虑再穿 0.5mmPb 防护的三角裤或三角巾。

二、距离防护

粒籽源拿取应使用长柄器具,在取粒子时仓口朝向地,以增加医护人员与粒籽源的距离。

三、时间防护

在实施治疗前,应制订详细可行的实施计划,并准备好所需治疗设备,如植入模板、分装器具和植入枪等,医护人员在治疗中动作要快、要准,尽可能缩短操作时间。

四、个人要求

进行手术的医师及护理人员应佩戴个人剂量仪。

五、环境要求

手术结束后应常规对手术区域进行检测,以确定粒籽源在手术植入过程中有无遗漏,避免造成环境的污染(图 16-8)。

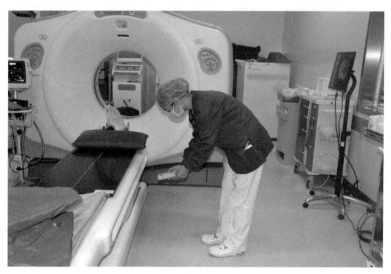

图 16-8 术后检测周围环境有无遗漏粒子

第四节 放射性粒子治疗后的防护

^{125}I 释放低能 γ 射线,与其他粒子相比,优势在于能量低、半衰期长、易于防护。对于治疗后患者,在植入部位给予穿戴 0.25mmPb 铅背心、围脖或腹带,可以屏蔽 90%~99% 的 ^{125}I 粒子放射源辐射剂量,使医护人员对患

者进行近距离护理操作时减少辐射影响。距离粒籽源 2~4cm 剂量可减少 80%~93%。经观察,由于临床检测 ^{125}I 粒子放射量较小,穿透力低,距离放射性粒子 1m 以上,对机体不会造成损伤,但仍要做好相关的防护管理。

一、患者住院时防护管理

所有粒子植入治疗环境均应达到此项要求,以后各节不再赘述。

1. 病房环境 植入粒籽源的患者床边 1.5m 处或单人病房应划为临时控制区。控制区入口应有电离辐射警示标志,除医护人员外,其他无关人员不得入内。病室内病床间应相隔 1m 以上,保持病室通风,病室温度为 22~24℃,空气新鲜。患者应使用专用便器或设有专用浴室和厕所(图 16-9)。

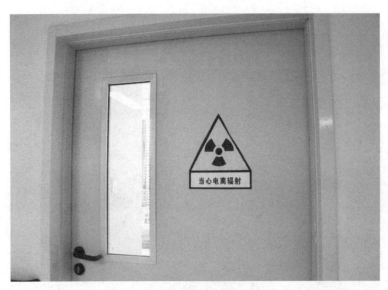

图 16-9 粒子术后专用病房

2. 患者管理 将治疗后的患者集中病室统一管理,全程做好患者的心理护理,鼓励患者,相互合作。未穿戴防护衣的患者避免外出,以免造成对环境的污染。不让患者抱婴幼儿。

3. 家属管理 患者在植入粒籽源后的前 4 个月,尤其是前两周,陪护的患者家属与患者保持 1m 以上距离,家属尽量不要站在粒子植入一边,并减少与患者的接触时间,防止长期接受照射,影响身体健康。如病情需要长时间近距离接触时,则为患者盖上铅布或穿上铅衣即可。提醒孕妇及儿童不宜与患者接触,如必须接触,则让患者进行有效的屏蔽防护。严格陪护探视制度,对

陪护的人员进行 ^{125}I 相关知识培训,除口头讲解外,建议在治疗前发放健康教育单,指导患者及家属如何才能做到有效的防护,消除患者及家属的恐惧心理,以便积极配合治疗。

二、护理人员的防护

1. 在保证完成工作的前提下,遵循防护三原则,此三原则只需选择一种防护方法即可达到防护要求。

(1)屏蔽防护:是目前最安全、最有效的防护方法,以患者穿 0.25mmPb 铅衣或盖铅毯为主。怀孕护理人员工作时可视情况再穿上铅衣、戴上铅围脖,进行双重防护,确保安全(图 16-10)。

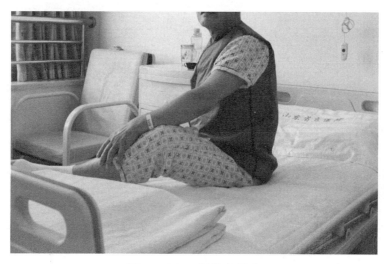

图 16-10　患者穿铅衣

(2)时间防护:在工作中加强对护理人员进行护理操作及防护知识的培训,提高操作的技术水平和熟练程度,各项操作宜集中进行,在保证完成护理工作的前提下,尽可能减少与患者的接触时间。

(3)距离防护:护理人员在操作时尽量站在患者的四肢附近,输液时输液架靠近床尾放置。在没有屏蔽防护时,护士换输液瓶及巡视患者,应与患者保持大于 1m 的距离。距离防护是最简单、最直接的防护方式(图 16-11)。

2. 护理管理者有责任对护理人员进行防护知识培训,制定病房护士工作流程,提供常用的防护用品。避免谈核色变,消除其恐惧心理,缓解医护、护患矛盾,提高患者的满意度(图 16-12)。

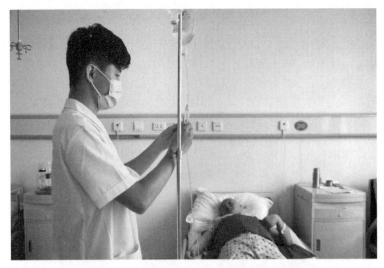

图 16-11　患者盖铅毯，输液架置于床尾

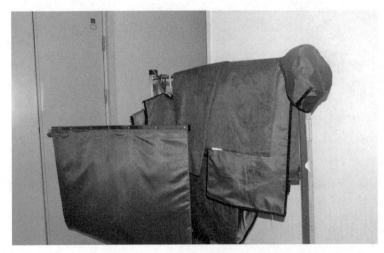

图 16-12　病房常用防护用品

3. 术前为患者留置 PICC 或静脉留置针，以减少术后输液时因找血管穿刺而增加工作时间。护士要给患者进行近距离的护理操作时，给患者穿铅衣或盖铅毯，遮盖粒子植入的部位，或者护士穿上铅衣、戴铅围脖等方法都是可行的（图 16-13）。

4. 工作结束应严格对工作现场与用具进行清洁与检测，包括手术间的清洁、垃圾废物的处理和对器械清洗，对清洁池等也要进行射线的检测，严禁物品乱放乱丢。

5. 工作人员严格按规定定时进行体检，有问题及时报告反馈上级主管部门。

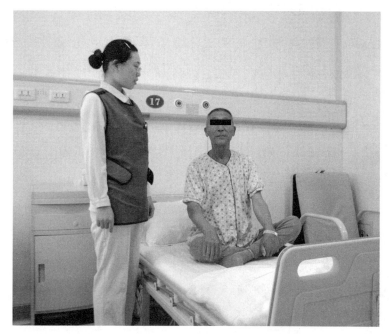

图 16-13　护士穿上防护铅衣在工作

6. 凡开展放射性粒子植入治疗的医院,相关部门均应制定工作流程及应急预案。如《放射性粒子植入治疗安全操作规程》《手术室 ^{125}I 粒子遗落应急工作流程》《放射事故应急预案》《病房患者 ^{125}I 粒子植入术后粒子脱出应急预案》等(详见附录内容)。

第五节　放射性粒子治疗后出院
患者的防护指导

1. 植入粒籽源出院患者应建立登记制度,信息卡内容包括:患者姓名、住址、电话、年龄、身份证、植入部位、医院及电话、植入粒籽源个数、陪护者及探视者姓名、植入时间、出院粒籽源数量、检查日期等。

2. 患者出院时,应给予患者佩戴信息卡,其内容包括患者姓名、出生年月、照片、植入粒籽源的位置、时间、活度、数量及治疗医院电话等。

3. 管床护士给出院患者做好出院指导,建议购买防护铅衣。如果患者已穿铅衣,家属与患者长时间、近距离接触时也是安全的。

4. 出院后患者如果没有穿防护铅衣,陪护者和探视者与患者长时间接触时,至少应保持 1m 距离;不允许孕妇近距离接触患者,儿童和孕妇不得与患者同住一个房间;患者不能长时间接触或拥抱儿童;对特殊患者,如植入高活度粒籽源的患者,应与配偶分床住。

5. 植入粒籽源的患者,在没有采取任何屏蔽防护措施时,240 天内避免到公众场所活动。宣教时将粒子植入数量告知患者及家属,使其协助防护,并每月回医院复查一次。

6. 为保证放射性粒子植入体内后不丢失,对前列腺植入粒子的患者,要求戴两周避孕套,以防粒籽源随精液排出而丢失。为防止随尿液排出,在植入两周内,推荐对尿液用 4cm × 4cm 的药用纱布过滤。如果出现植入粒籽源流失到膀胱或尿道,用膀胱内镜收回粒籽源,放入铅罐中储存。

7. 粒籽源植入前列腺的患者治疗后数天内应避免性生活,2~3 周后方可过性生活,宜使用避孕套。

8. 当患者或家庭成员发现排出了粒籽源,不要用手拿,应当用勺子或镊子取出粒籽源,放在预先准备好的容器中(医护人员事先给予指导)。该容器返还给负责治疗的放射治疗医师。

第六节　放射性粒子治疗后
死亡尸体的防护

1. 根据中华人民共和国国家职业卫生标准 GBZ178—2014《低能 γ 射线粒籽源植入治疗放射防护要求与质量控制检测规范》规定,粒籽源植入后 12 个月以上死亡的患者可以直接火化。植入后 12 个月内死亡的患者,总活度大于 4000MBq 时,应从尸体中切除粒籽源植入的器官,或者从尸体中取出粒籽源,并将它保存至从植入后算起至少一年;若粒籽源总活度小于 4000MBq 时可以直接火化。

2. 如果住院患者死亡,体内存留粒子总活度大于 4000MBq 时,治疗医师应从患者治疗部位取出粒籽源,并监测患者尸体和房间,在清点粒籽源前,不准移走任何纱布和绷带。

3. 火葬工人处理尸体时,应采取相应防护措施,戴手套和防护面具等。

4. 尸体火化时,应用高温或是炉腔高大的焚尸炉,减少空气中的放射性污染。若使用低温或炉腔低小的焚尸炉,对患者骨灰中残留的放射性物质需要屏蔽或特殊处理,火化后遗物不能散落在环境中。

5. ^{125}I 粒籽源植入后经 10 个半衰期或火化后的骨灰活度小于 10^6Bq 时,方可将骨灰运输。

（严朝娴编写　王攀峰校对）

参 考 文 献

1. 张小萍,钟就娣,何杏勤,等. 肿瘤医院护士对放射性粒子辐射认知度和防护行为的调查. 中国护理管理,2013,13(1):71-74.

2. 胡疏,吴鸣,杨红杰,等. 肿瘤放射性粒子植入术后病区工作人员辐射防护的再认识. 同位素,2016,29(1):30-35.

3. 刘忠超,张文艺,屈喜梅,等. 放射性粒子源在肿瘤治疗中的应用及其防护. 医学综述,2013,19(4):634-636.

4. 赵士义. 放射性粒子植入治疗的放射防护进展. 中国辐射卫生,2010,19(2):252-253.

5. 陈正其,姚洪章,刘定理,等. 低剂量电离辐射对放射工作人员健康影响的调查. 中国辐射卫生,2005,14:124-125.

6. 庾竹筠,杨玉珍,陈萍. 放射性粒子植入术临床护理的防护管理. 广州医学院学报,2005,33(3):60-61.

7. 岳瑶,刘海生,王俊杰,等. 放射性 ^{125}I 粒子植入术后患者及密切接触者的剂量监测. 现代肿瘤医学,2010,18(2):217-219.

8. Mettler F J, Voelz G L. Major radiation exposure—what to expect and how to respond. N Engl J Med, 2002, 346(20): 1554-1561.

9. Coleman C N, Blakely W F, Fike J R, et al. Molecular and cellular biol-

ogy of moderate-dose（1-10 Gy）radiation and potential mechanisms of radiation protection：report of a workshop at Bethesda，Maryland，December 17-18，2001. Radiat Res，2003，159（6）：812-834.

10. Epelman S，Hamilton D R. Medical mitigation strategies for acute radiation exposure during spaceflight. Aviat Space Environ Med，2006，77（2）：130-139.

11. Fujii K，Ko S，Nako Y，et al. Dose measurement for medical staff with glass dosemeters and thermoluminescence dosemeters during 125I brachytherapy for prostate cancer. Radiat Prot Dosimetry，2011，144（1-4）：459-463.

12. KL Classic，KM Furutani，S L Stafford，et al. Radiation dose to the surgeon during plaque brachytherapy. Retina，2012，32（9）：1900-1905.

13. 卓水清，陈林，张福君，等. ^{125}I 放射性粒子植入术后患者周围辐射剂量的监测. 癌症，2007，26（6）：666-668.

14. 曾自力. 放射性粒子源植入治疗的防护与安全. 中国辐射卫生，2006，15（3）：331.

15. 马旺扣，许运龙，山常起，等. ^{125}I 粒子源治疗前后周围辐射剂量监测. 中华放射医学与防护杂志，2003，23（1）：52-53.

16. 中华人民共和国国家卫生和计划生育委员会：GBZ178—2014：低能 γ 射线粒籽源植入治疗放射防护要求与质量控制检测规范. 2014.

附录1

医用辐射安全防护法规（要求）与
辐射剂量限值

一、医学辐射安全与防护法律法规（摘要）

（一）环保部门实行统一监管管理

国务院环境保护主管部门对全国放射性同位素、射线装置的安全和防护工作实施统一监督管理。

国务院公安、卫生等部门按照职责分工和本条例的规定，对有关放射性同位素、射线装置的安全和防护工作实施监督管理。

县级以上地方人民政府环境保护主管部门和其他有关部门，按照职责分工和本条例的规定，对本行政区域内放射性同位素、射线装置安全和防护工作实施监督管理。

（二）辐射安全许可制度

1. 申办许可证　生产、销售、使用放射性同位素和射线装置的单位，应当按照国务院有关放射性同位素与射线装置放射防护规定申请领取许可证、办理登记手续。

2. 编制环境影响评价文件　生产、销售、使用放射性同位素和加速器、中子发生器以及含放射源的射线装置的单位，应当在申请领取许可证前编制环境影响评价文件，报省、自治区、直辖市人民政府环境保护行政主管部门审查批准；未经批准，有关部门不得颁发许可证。

3. 实行"三同时"制度　新建、改建、扩建放射性工作场所的放射防护设施，应当与主体工程同时设计、同时施工、同时投入使用。放射防护设施应当与主体工程同时验收，验收合格，主体工程方可投入生产或者使用。

4. 生产、销售、使用放射性同位素和射线装置的单位申请领取许可证必须具备的基本条件，有与所从事的生产、销售、使用活动规模相适应的，具备相应专业知识和防护知识及健康条件的专业技术人员；有符合国家环境保护标准、职业安全和防护管理人员，并配备必要的防护用品和监测仪器；有健全的安全和防护管理规章制度、辐射事故应急措施；产生放射性废气、废液、固体废物的，具有确保放射性废气、废液、固体废物达标排放的处理能力或者可行的处理方案。

5. 许可证申请程序　生产、销售、使用放射性同位素与射线装置的单位，应当事先向有审批权的环境保护主管部门提出许可申请，并提交申领许可证必须具备的基本条件的证明材料。

（三）辐射事故应急处理

1. 辐射事故分级　根据辐射事故的性质、严重程度、可控性和影响范围等因素，从重到轻将辐射事故分为特别重大辐射事故、重大辐射事故、较大辐射事故和一般辐射事故四个等级。

特别重大辐射事故，是指Ⅰ类、Ⅱ类放射源丢失、被盗、失控造成大范围严重辐射污染后果，或者放射性同位素和射线装置失控导致 3 人以上（含 3 人）急性死亡。

重大辐射事故，是指Ⅰ类、Ⅱ类放射源丢失、被盗、失控，或者放射性同位素和射线装置失控导致 2 人以上（含 2 人）急性死亡或者 10 人以上（含 10 人）急性重度放射病、局部器官残疾。

较大辐射事故，是指Ⅲ类放射源丢失、被盗、失控，或者放射性同位素和射线装置失控导致 9 人以上（含 9 人）急性重度放射病、局部器官残疾。

一般辐射事故，是指Ⅳ类、Ⅴ类放射源丢失、被盗、失控，或者放射性同位素和射线装置失控导致人员受到超过年剂量限值的照射。

2. 辐射工作单位应当编制应急预案，做好应急准备　辐射事故应急预案应当包括下列内容：应急机构和职责分工；应急人员的组织、培训以及应急和救助装备、资金、物资准备；辐射事故分级与应急响应措施；辐射事故调查、报告和处理程序。

3. 辐射事故报告和应急处理　发生辐射事故时，生产、销售、使用放射性同位素和射线装置的单位应当立即启动本单位的应急预案，采取应急措施，并立即向当地环境保护主管部门、公安部门、卫生主管部门报告。

（四）医疗单位安全责任

1. 使用放射性同位素和射线装置的单位,应当对本单位的放射性同位素、射线装置的安全和防护工作负责,并依法对其造成的放射性危害承担责任。

2. 工作人员个人剂量和职业监护　使用放射性同位素和射线装置的单位,应当严格按照国家关于个人剂量监测和健康管理的规定,对直接从事生产、销售、使用活动的工作人员进行个人剂量监测和职业健康检查,建立个人剂量档案和职业健康监护档案。

3. 持证单位辐射安全和防护状况年度评估　使用放射性同位素和射线装置的单位,应当对本单位的放射性同位素、射线装置的安全和防护状况进行年度评估。发现安全隐患的,应当立即进行整改。

4. 场所安全和防护

（1）工作场所的安全和防护　放射性同位素与射线装置的场所应当按照国家有关规定,设置明显的放射性标志;其入口处设置安全和防护设施以及必要的防护安全连锁、报警装置或者工作信号。

（2）放射源与射线装置的安全和防护　放射性同位素和被放射性污染的物品应当单独存放,不得与易燃、易爆、腐蚀性物品等一起存放,并指定专人负责保管。对放射性同位素储存场所应当采取防火、防水、防盗、防丢失、防破坏、防射线泄漏的安全措施。储存、领取、使用、归还放射性同位素时,应当进行登记、检查,做到账物相符。对放射源还应当根据其潜在危害的大小,建立相应的多重防护和安全措施,并对可移动放射源定期进行盘存,确保其处于指定位置,具有可靠的安全保障。

（3）辐射监测　使用放射性同位素与射线装置的单位,应当按照国家环境监测规范,对场所进行辐射监测,并对监测数据的真实性、可靠性负责。不具备自行监测能力的,可委托有资质的机构进行监测。

二、医用辐射的剂量限值

（一）职业照射剂量限值

应对每一位工作人员的职业照射水平进行控制,使之不超过下述限值:

1. 由审管部门决定的连续 5 年的年平均有效剂量（但不可作任何追溯性平均），20mSv；

2. 任何一年中有效剂量，50mSv；

3. 眼晶体的年当量剂量，150mSv；

4. 四肢（手和足）或皮肤的年当量剂量，500mSv。

（二）公众照射剂量限值

实践使公众中有关关键人群组的成员所受到的平均剂量估计值不应超过下述限值：

1. 年有效剂量，1mSv；

2. 特殊情况下，如果 5 个连续年的年平均剂量不超过 1mSv，则某一单一年份的有效剂量可提高到 5mSv；

3. 眼晶体的年当量剂量，15mSv；

4. 皮肤的年当量剂量，50mSv。

（三）慰问者及探视人员的剂量限值

公众照射剂量限值不适用于患者的慰问者（例如，并非是他们的职责、明知会受到照射却自愿帮助护理、支持和探视、慰问正在接受医学诊断和治疗的患者的人员）。但是，应对患者的慰问者所受的照射加以约束，使他们在患者诊断或治疗期间所受的剂量不超过 5mSv。应将探视摄入放射性物质的患者的儿童所受的剂量限制在 1mSv 以下。

附录2

放射性粒子植入治疗
安全操作规程

一、使用当天由厂家直接把粒籽源送到医院手术室,当班技术员验收、对数及登记。

二、手术前由技术员核对病人姓名及使用粒子数量后交护士准备手术使用。

三、参加手术的人员必须做好放射防护措施(如铅帽、铅衣、铅手套、头盔等)。

四、术后场地由技术员负责探测工作,如有遗漏粒子必须使用备用铅盒装放入保险柜,并将情况上报管理人员(所有术后物品必须探测)。

五、手术结束后,必须清点粒子使用数量(医生与护士核对)并由技术员登记,手术医生签名后放入保险柜,将剩下的粒子放入保险柜(待公司工作人员回收)。

六、每月将粒子植入术的病人名单及使用粒子数目做台账上报设备科备案。

七、该项目负责人:×××教授

该项目管理人:×××主管技师

附录 3

手术室 ^{125}I 粒子遗落应急工作流程

项目：^{125}I 粒子植入术进行时，出现粒子遗落

现场控制：

措施

1. 启动医用辐射场所三级应急响应措施：当班责任操作技术员应做以下工作：

（1）迅速在手术室及保险柜库区域设置辐射分隔区。关闭手术室门及操作廊门，设立辐射限行标志。

（2）告诉所有在场人员自我检查鞋套、工作服口袋后，马上离场。工作服及鞋套在指定地点留置待查。

（3）所有在场人员经检测后方可离开现场。

人员组织：

措施

2. 技术员通知粒子管理员：粒子管理员必须在最短时间（如 10 分钟）内到场。使用射线探测仪展开查找。在现场即时找到的，用应急包内的长柄夹子拾取粒子放入防辐射容器（铅罐）内，等待处置。粒子掉落之地面，再用射线探测仪测量，观察是否有辐射线污染。无污染发现，则应急工作自然终止；发现有局部污染的情况，则应采取措施，利用应急包进行清理。

注明：应急包基本配备内容包括：隔离防辐射容器一个、长柄夹子一个、标记笔二支、纱布若干、吸水纸巾若干、棉球若干、一次性胶手套三对、废料用坚实耐酸碱塑料袋 1~2 个（防漏）。清洗剂：0.1mol/L 的 HCl 溶液（1.5 克当量浓度的硝酸、柠檬酸）等，另外还配有射线防护服、射线防护手套、射线防护铅眼镜等安全用具。还可以备有救护药品。

措施 1~2 要求在 25~30 分钟内完成准备。

向上一级报告制度：

措施

3. 在 2 小时内未找到粒子 ^{125}I 的情形：

通知辐射应急小组负责人 ×××、×××、××× 到场,建立统一指挥。

通知辐射应急小组成员迅速到场参与行动或待命。

通知核医学科、放疗科等相关人员利用高等级射线探测仪协查。

在 2 小时内仍未能找到粒子的,应上报医院院级行政主管院长。

本案本级处理责任完成。

安全评估：

实施过程在 2 小时内未能找到,应向医院辐射防护小组报告,请求支援。

分析原因、责任。

污染的处置指定专人执行。

应急终止：

由辐射小组负责人决定由谁上报备案。口头或书面方式。在 24 小时内完成。

所有参加人员的污染监测,进行个人洗涮。善后保障。

目标完成的评价;时间响应及协调行动是否符合实际需要?

是否需要更新或加强培训管理? 警戒解除,恢复医疗工作秩序。

附录 4

放射事故应急预案

临床上尚未见有事故发生报告。假设在使用中出现事故,如钛金容器包裹意外破损,将遵守如下原则紧急处理:

1. 应急事故组织及职责同上项(X线事故应急处理)。

2. 每天由技术员核对放射粒子数量,并用射线测量仪测试设备机房环境,确保无辐射泄漏。

3. 立即控制放射源,将其转移入完好的屏蔽容器内。

4. 控制事故影响区域。污染沾附物立即移放库区有防护的容器,设立辐射标志,防止无关人员进入污染区。

5. 事故全程监督,进行剂量监测,专人善后。

6. 采用"放置衰变法"处理破损粒子,其中包括清理用的固体废丢物(擦拭用的)纱布、棉块、吸水纸、一次用手套、一次用口罩、受污工作服等。

7. 设置"应急专用包",专用包工具和材料有如下内容:长柄钳子、棉花团、纱布、吸水性强的擦手纸、牢固的塑料袋、一次性工作服、口罩、帽子、胶手套和防水套鞋等。此外还备有现场快速去污用品:1.5 当量浓度(mol/L)的硝酸,0.5% 的草酸或柠檬酸。

8. 备有表面污染测量仪。

附录5

病房患者 ^{125}I 粒子植入术后粒子脱出应急预案

一、人员构成和职责

1. 放射防护小组成员

组长：×××　　　副组长：×××

成员：×××、×××、×××

2. 防护小组主要工作职责

（1）组织学习，提高防护意识，遵守操作规程、遵守国家有关法律法规

（2）进行环境检查，贯彻执行防护条例的落实

（3）定期检测防护状况

（4）配合相关卫生环保监督部门进行环境射线评测

（5）在设备更新或场所改造时，提出预案。配合医务质控科依法向上级管理部门申请备案

3. 主要人员电话：（略）

医院防护小组电话：（略）

二、病房 ^{125}I 粒子脱出的应急预案

［适用范围］

病房 ^{125}I 粒子植入术后患者在病房出现粒子脱出

［标准操作程序］

具体见附图 5-1。

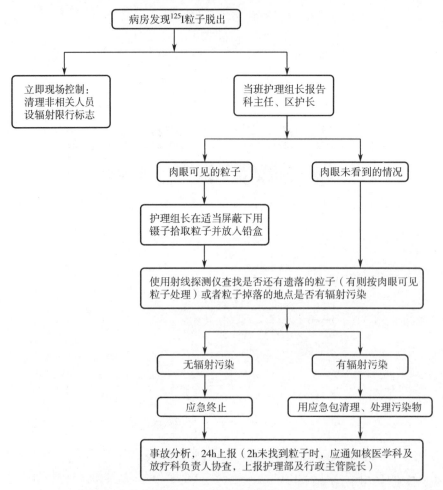

附图 5-1　^{125}I 粒子脱出应急预案标准操作程序

　　应急包基本配备:铅盒 1 个、长柄镊子 1 个、纱布 2 包、棉球 1 包、一次性胶手套 1 对、密封袋 1 个、75% 酒精 1 瓶、0.1mol/L 的 HCl 溶液 1 瓶

（严朝娴整理）